中医专家讲解

中医对睡眠的认识

失眠对人体的危害

中医如何治疗失眠

从中医角度获得良好睡眠的方法

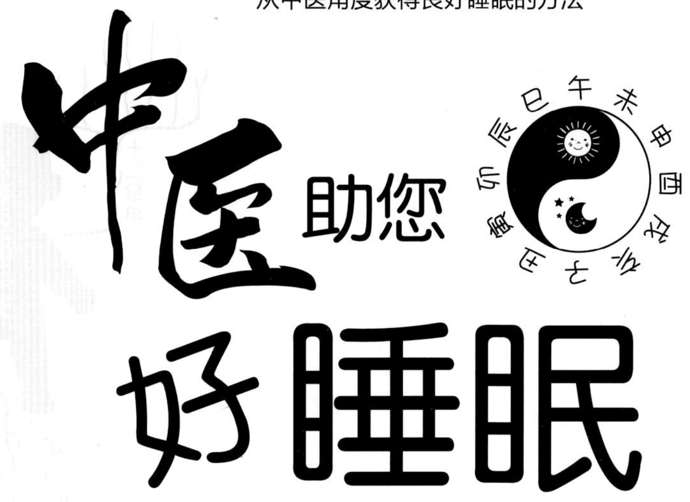

中医助您好睡眠

主编　杨卓欣

SPM 南方传媒

广东科技出版社

全国优秀出版社

· 广 州 ·

图书在版编目（CIP）数据

中医助您好睡眠 / 杨卓欣主编 . —广州：广东科技出版社，2024.1

ISBN 978-7-5359-8122-6

Ⅰ . ①中… Ⅱ . ①杨… Ⅲ . ①睡眠障碍—中医疗法 Ⅳ . ① R277.797

中国国家版本馆 CIP 数据核字（2023）第 142930 号

中医助您好睡眠

Zhongyi Zhu Nin Haoshuimian

出 版 人：严奉强
责任编辑：马霄行
装帧设计：廿一克传媒
责任校对：李云柯
责任印制：彭海波
出版发行：广东科技出版社
（广州市环市东路水荫路 11 号　邮政编码：510075）
销售热线：020-37607413
https://www.gdstp.com.cn
E-mail:gdkjbw@nfcb.com.cn
经　　销：广东新华发行集团股份有限公司
印　　刷：广州一龙印刷有限公司
（广州市增城区荔新九路 43 号 1 幢自编 101 房）
印　　张：12.75
字　　数：255 千
规　　格：787 mm×1092 mm　1/16
版　　次：2024 年 1 月第 1 版
2024 年 1 月第 1 次印刷
定　　价：78.80 元

《中医助您好睡眠》编委会

主　编：杨卓欣

副主编：刘远声　缑燕华

编　委：翁妍珊　袁伟渠　闫　兵

序

睡眠是人的本能之一，人的一生中有大约1/3的时间是在睡眠中度过的。睡眠对身体健康有着非常重要的意义，它不仅可以保护大脑，巩固与加强记忆力，还能帮助我们恢复体力，增强机体免疫力，起到延缓衰老、促进长寿的作用。对于婴幼儿、儿童、青少年来说，充足的睡眠可以促进其神经系统与生长发育的成熟。但目前睡眠问题日益突出，《健康睡眠新时代——2023中国健康睡眠白皮书》指出，高达80%的被调查者有睡眠问题，例如入睡困难、眠浅易醒等。睡眠障碍已经成为影响人体健康的重要因素。

中医认为“天人合一”，人与自然在共存中逐步形成的人的本能是健康的具体体现，如饮食、二便、睡眠、情绪、精力以及适应能力等，而“睡眠”则是健康的重要窗口。饮食、二便异常经常会引起睡眠障碍，如“胃不和则卧不安”，反之，睡眠障碍又常常会引起情绪异常、精力减退等。早在两千多年前的《黄帝内经》中就提到：“阳气尽，阴气盛，则目瞑；阴气尽，而阳气盛，则寤矣。”对于睡眠障碍的治疗，中医积累了丰富的经验，方法多样，效果显著。杨卓欣教授就是中医治疗睡眠障碍的代表之一，他带领团队不但解除了大量睡眠障碍患者的困扰，同时将他对睡眠的认识，治疗经验、方法，深入浅出地写成《中医助您好睡眠》一书，并附有相关养生功法视频。该书生动形象，寓教于乐，通俗易懂，是一本难得的睡眠科普书。我作为杨教授的同事，也是其团队的一员，有幸先睹为快，写此感想，作为推荐，希望大家都能从此书中受益，拥有良好的睡眠，精力充沛，吉祥如意！

刘保延

刘保延　中国中医科学院学部委员
国际欧亚科学院院士
世界针灸学会联合会主席

前言

良好的睡眠是我们健康的重要保障。在现代快节奏的都市生活中，不少人遇到了失眠的困扰，睡不着、多梦、早醒等，导致白天倦怠，没有精神。也有的人本可以获得很好的睡眠，但由于长期熬夜、作息不定时，逐渐损害自身健康，滋生出一些其他疾病。

失眠是针灸科的优势病种，中医治疗失眠有独特的临床疗效，很多患者在针灸、中药等中医方法的帮助下，重新获得良好的睡眠。但正所谓“三分治，七分养”，健康还是要掌握在自己的手中。因此，有必要帮助患者朋友从源远流长的传统中医理论中了解关于睡眠的知识，懂得从膳食调理、起居宜忌、运动保健、中医治疗等各方面入手去获得优质睡眠。

我带领深圳市中医院针灸科失眠专病团队，特为此编写本书，希望患者朋友、中医爱好者们通过阅读，获得良好的睡眠与健康的体魄，并增加对祖国医学、传统文化的了解与自信。由于水平有限，书中难免有纰漏之处，还望广大读者批评指正。

最后感谢全国名老中医药专家传承工作室和广东省高水平临床重点专科——深圳市中医院针灸科团队成员的支持，感谢陆晓菲、杨珊珊、王晨、徐玉芹、刘凡等同学的付出和帮助，感谢所有参与此书编辑、影像录制等过程的工作人员的辛勤付出。

杨卓欣

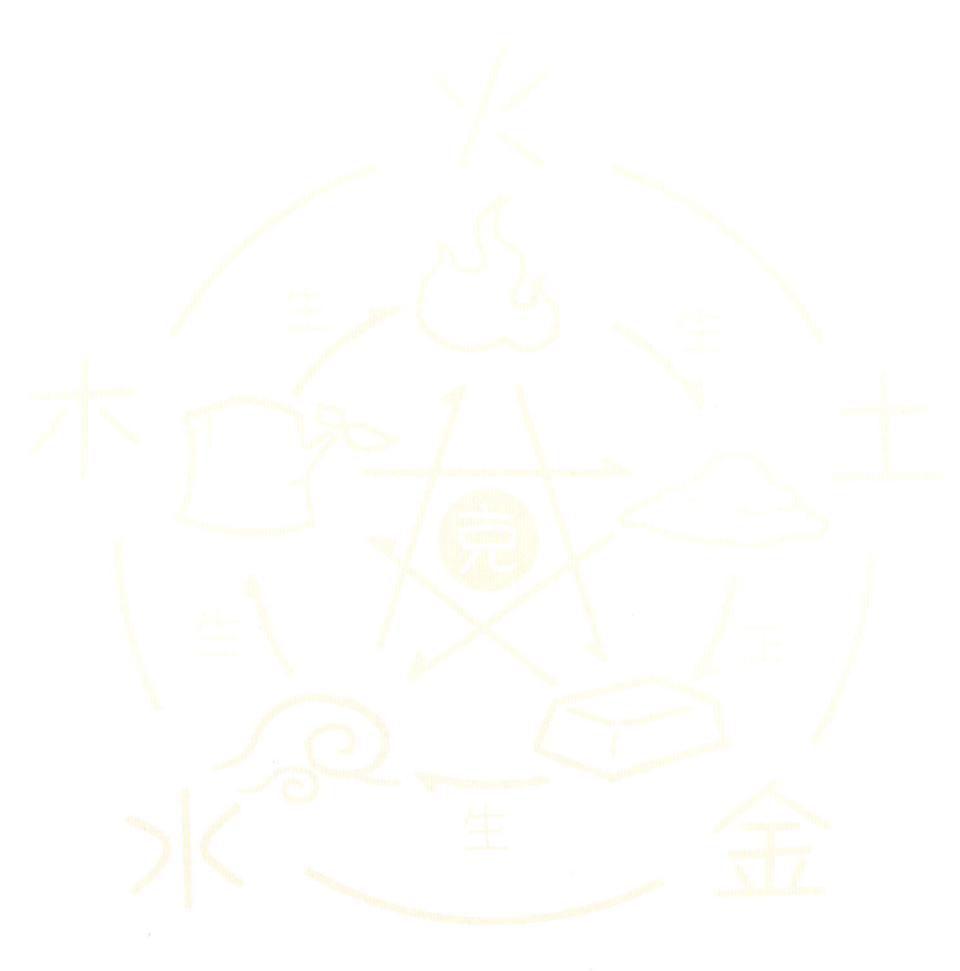
火
生
生
木
土
完
生
生
水
生
金

目　录

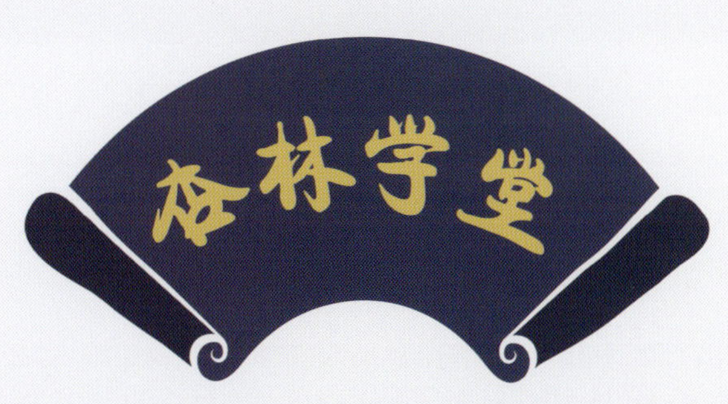

杏林学堂

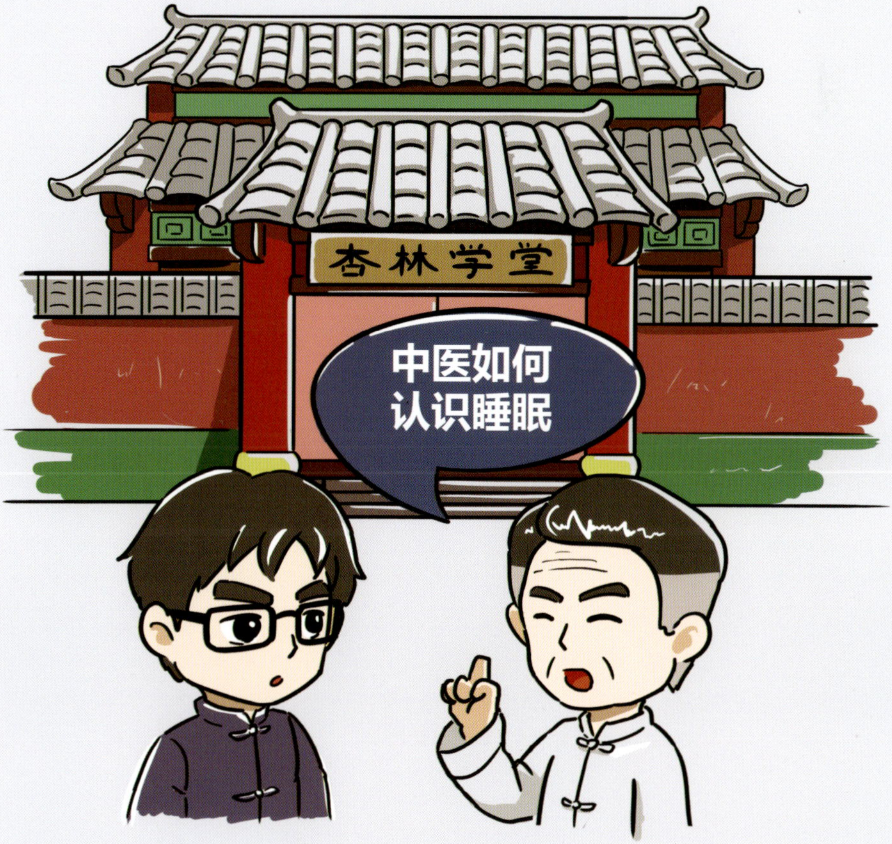

中医如何认识睡眠

中医对睡眠的认识

阴阳五行

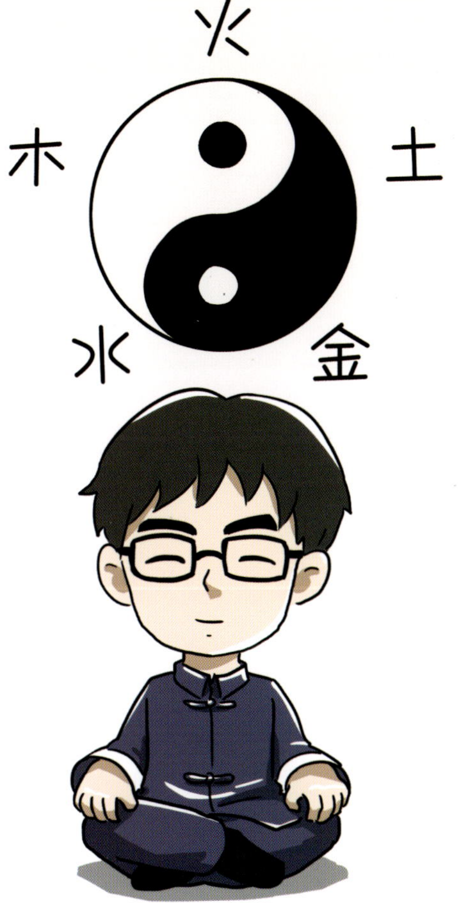

阴阳学说是中国传统文化的重要组成部分，也是中医认识世界的最根本的世界观和方法论。

《易传》曰："一阴一阳之谓道。"

古人认为，世间万物都是可以一分为二的，即阴阳。

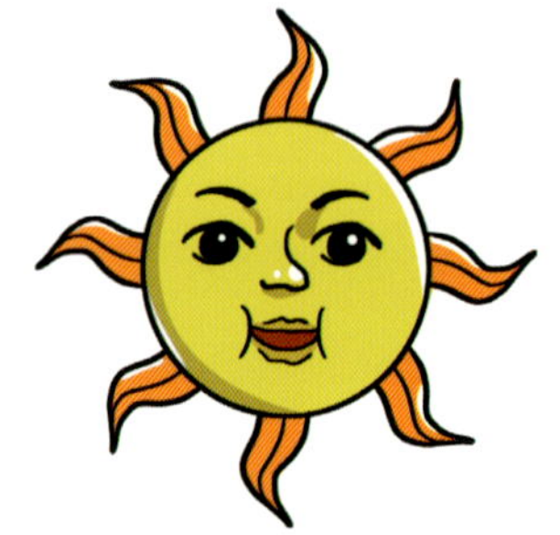

明亮的、活动的、兴奋的、向上的、温热的、扩散的、开放的为阳。

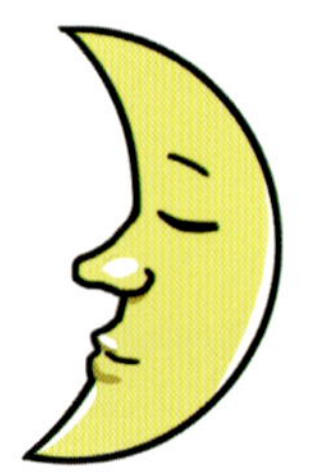

晦暗的、沉静的、抑制的、向下的、寒凉的、向内的、凝聚的、闭合的为阴。

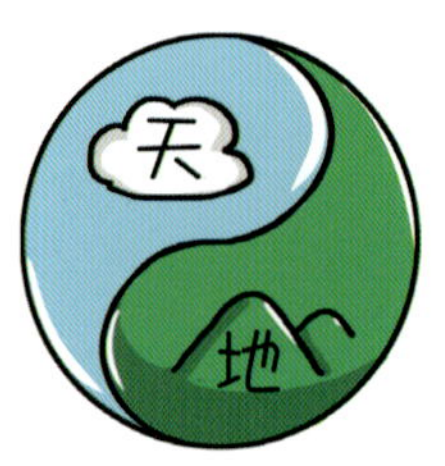

"天为阳，地为阴。"
"春夏为阳，秋冬为阴。"

而阴阳又是统一的，两者不可或缺。比如一年四季中，春夏为阳，秋冬为阴。在人的一天中，觉醒为阳，睡眠为阴。以人为例，男为阳，女为阴，这个世界不能只有男人没有女人，也不能只有女人没有男人，只有两者都存在，人类才能繁衍生息。

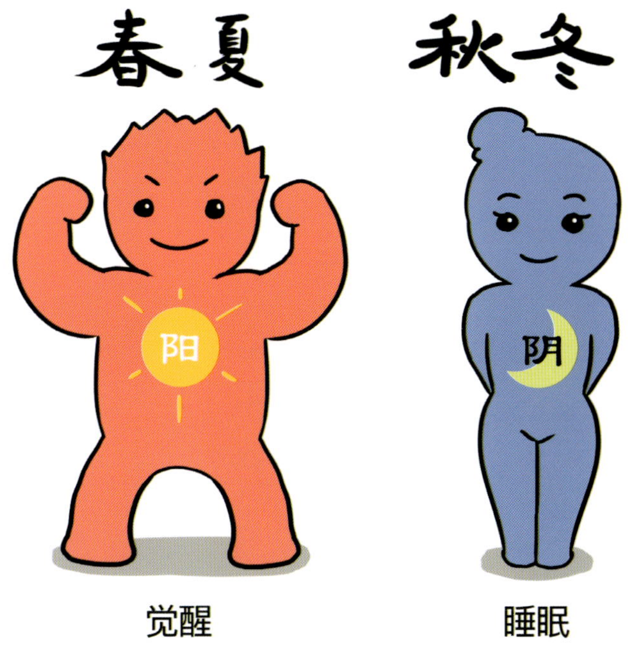

同样，人不能一直觉醒没有睡眠，也不能一直睡眠不觉醒。觉醒与睡眠交替，是世界上生物的存在之道，正如生与死一样，有生则有死，生死相依，生命才会繁衍下去。

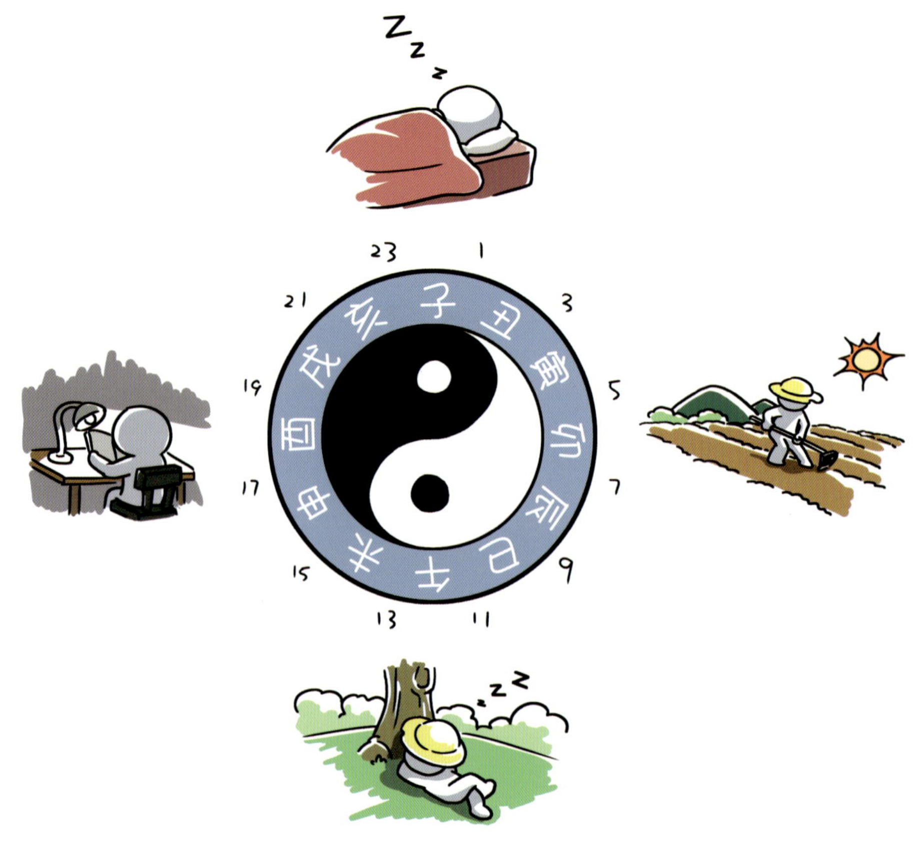

阴阳是对立的，也会互相转化。

我们觉醒到一定程度、一定时间，就要转化为睡眠。睡眠到一定时间，就要转化为觉醒。而且，阳中可再分阴阳，阴中也可再分阴阳。如白天为阳，太阳出来，我们就要起床工作，但是到了中午，阴阳交替，我们还是要睡个午觉。夜晚为阴，但前半夜是阴中之阳，大多数人还在活动、工作，而在晚上11点后我们应该进入睡眠，因为后半夜是阴中之阴。

所以，要提倡睡子午觉，就像医生护士到了时间要交班一样，人体到了时间，也要顺应昼夜规律，进入安静或兴奋状态。

五行学说是中国传统文化认识事物的五分法。

五行学说以木、火、土、金、水五种物质的特性来概括和象征自然界万事万物。

《尚书·洪范》曰："水曰润下，火曰炎上，木曰曲直，金曰从革，土爰稼穑。"

意思是，木的特性为生长、升发、条达、舒畅，火的特性为温热、向上，土的特性为生化、承载，金的特性为沉降、肃杀、收敛，水的特性为滋润、下行、寒凉、闭藏。

五行相生相克，互相制化。

木生火、火生土、土生金、金生水、水生木，但是木又克制土，土又克制水，水又克制火，火又克制金，金又克制木。世间万物的五种属性，相生相克，维系着生化不息的动态平衡，若在运动变化中出现哪种属性太过或不及，则平衡就会被打破。

《类经图翼·运气上》曰：“盖造化之机，不可无生，亦不可无制。无生则发育无由，无制则亢而为害。”

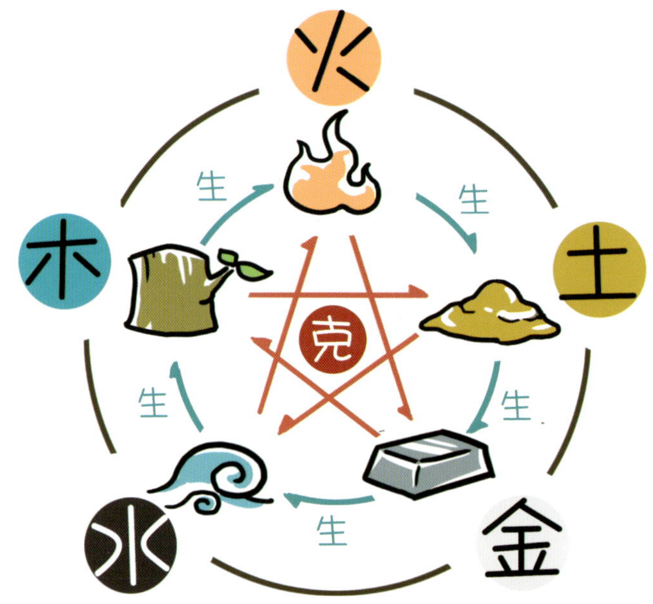

五行相生相克图

脏腑与五行的对应关系。

就人体而言，我们的躯体五脏六腑都对应于阴阳五行，只有脏腑安和，我们才会有良好的睡眠。

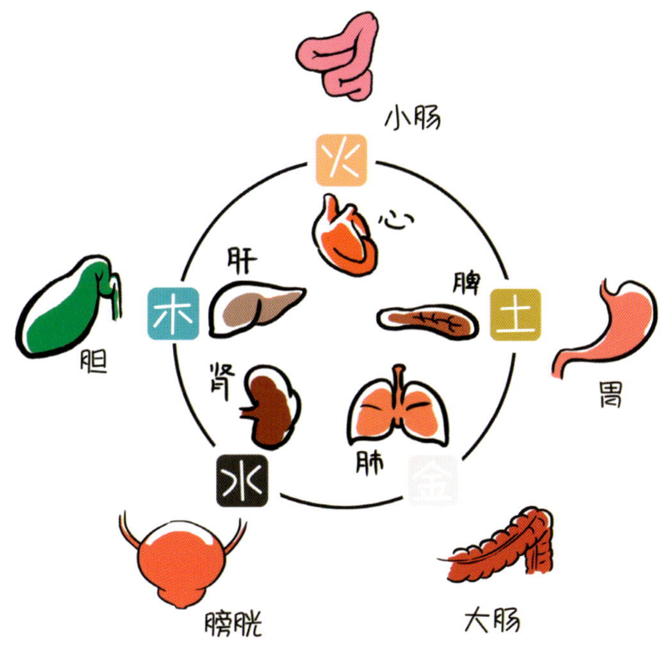

人体脏腑与五行的对应关系

中医把人体内脏分为五脏六腑和奇恒之腑。五脏是心、肝、脾、肺、肾，六腑是胆、胃、小肠、大肠、三焦和膀胱。

奇恒之腑包括脑、髓、骨、脉、胆和女子胞。中医认为脏腑的正常生理状态是脏要满、腑要空。《素问 · 五脏别论》曰："所谓五脏者，藏精气而不泻也，故满而不能实。六腑者，传化物而不藏，故实而不能满也。"

人体脏腑与五行对应关系表

五行	阴	阳
	脏	腑
木	肝	胆
火	心	小肠
土	脾	胃
金	肺	大肠
水	肾	膀胱

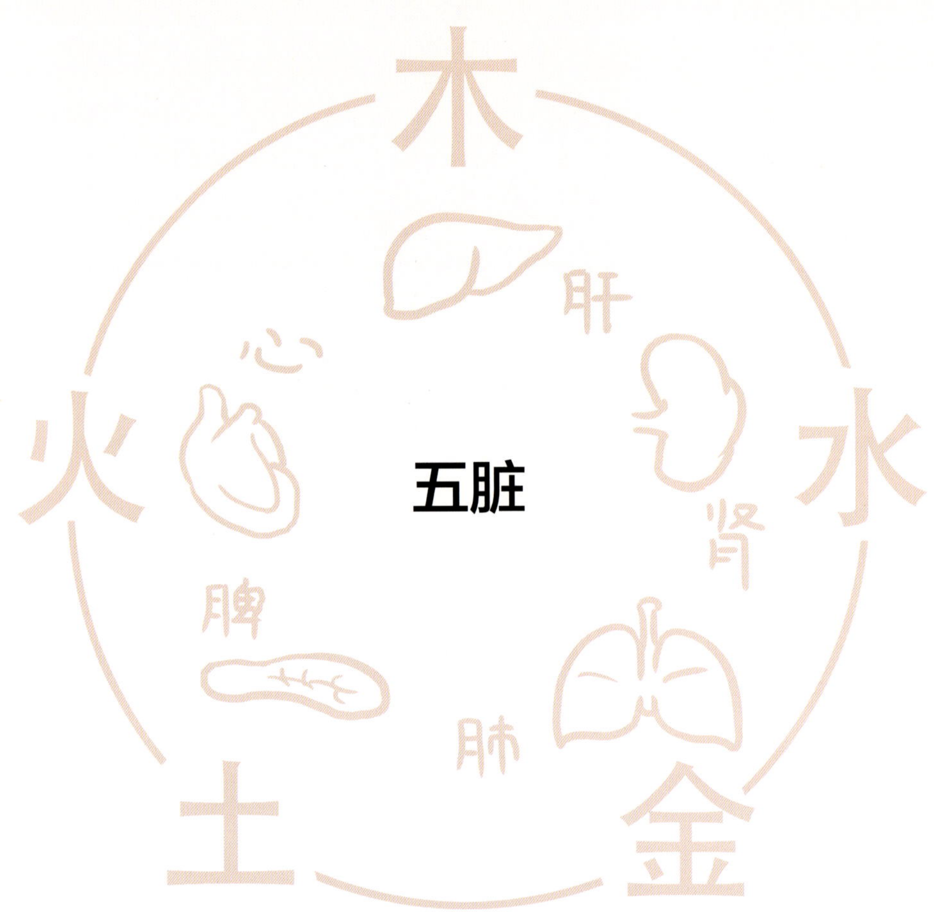
木
肝
心
火
五脏
水
肾
脾
肺
土
金

君主

心与睡眠

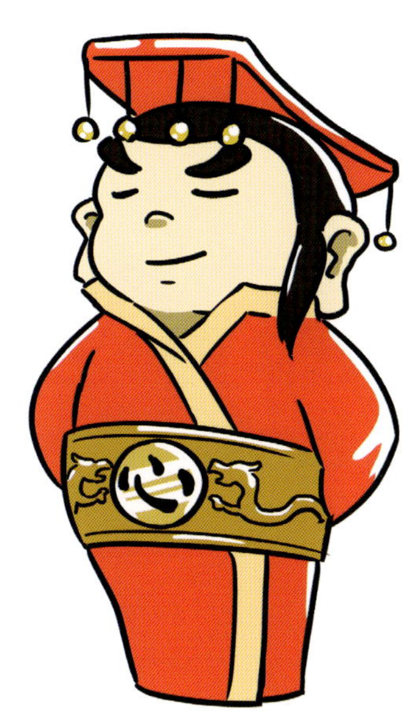

心神安 快入眠

心主神明，为君主之官，心又藏着神。

明代张景岳在《景岳全书·不寐》中说：“寐本乎阴，神其主也，神安则寐，神不安则不寐。”

我们的心神动于外则觉醒，心神归于舍则睡眠。如果心阳亢盛而不入阴分，人的精神情志就亢奋不宁，烦乱不能入睡，或睡眠不踏实，多梦，甚则梦游，惊悸不安。另外心气不足、心血不足，也会令心神失养，神不守舍，导致睡眠不实，多梦易醒。

将军

肝与睡眠

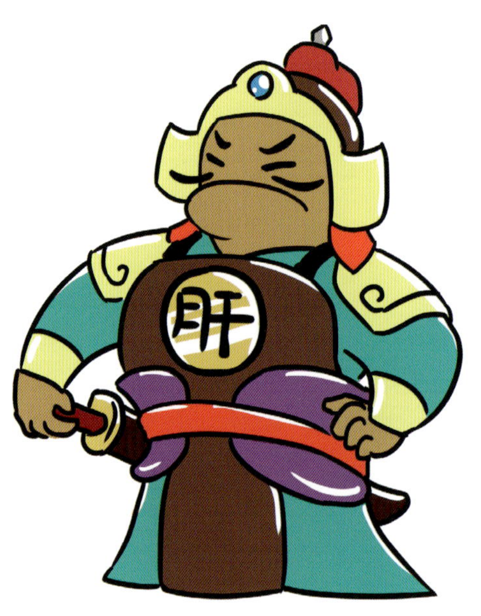

肝藏血　养神魂

肝主疏泄和藏血，为将军之官，魂之居。

肝疏泄的功能可以令人情志轻松愉快，其藏血的功能可以安养神魂。人觉醒的时候，血运行在经脉上，魂游于外；睡眠的时候，则血归于肝，魂返于肝。如果肝血亏虚，则无法上济滋养心神，神不守魂于内则易失眠。

肝主疏泄，喜条达而恶抑郁，若肝气郁结，郁而化火，则会扰动心神而致不寐。

仓管

脾与睡眠

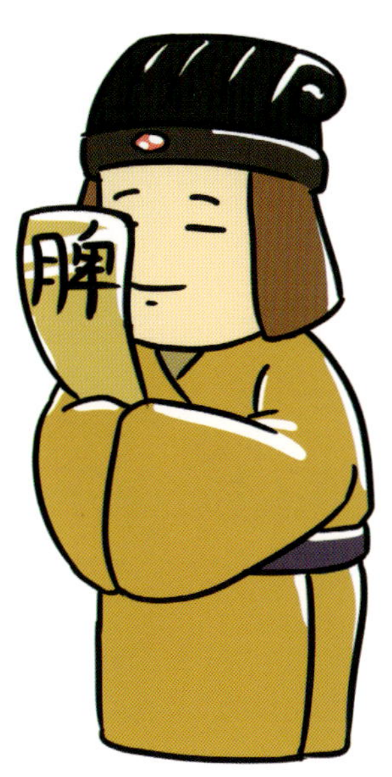

脾胃和 睡眠安

脾为仓廪之官，主运化、升清，胃主降浊，脾胃功能相互配合，则可升清降浊。脾胃是气机升降之枢纽，气血生化之源。

如果脾胃虚弱，或进食过多，导致食物积滞于胃，酿生湿热，壅遏于中焦，湿热上扰心神，胃气失和进而气机升降不利，阴阳失交，则最终可影响睡眠。

宰相

肺与睡眠

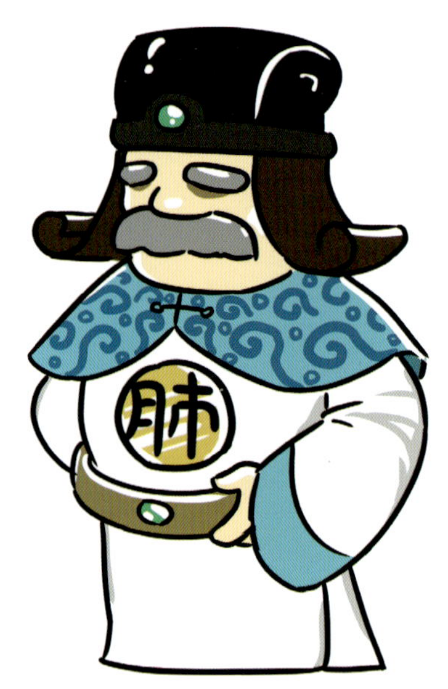

肺气充 美梦甜

肺为相傅之官，朝百脉、主治节，归根结底，是助心行血。

肺主气，司呼吸，藏魄。肺气充盛，才能气血调和，而肺的宣降功能正常，是经气正常运行的重要保障，如果肺气亢盛，宣发过度，肃降不足，就会气滞于上，致心气郁结，心神不安，引起失眠。如果肺气不足，无法贯心脉行气血，心血阻滞，心失所养，神舍不安，亦会引起失眠。

肾与睡眠

大力士

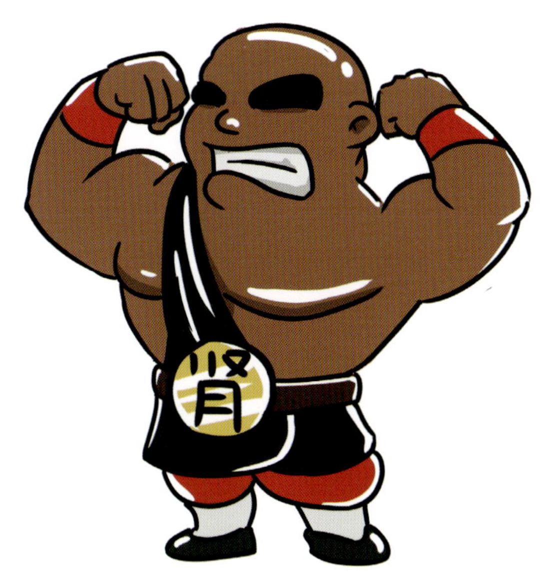

肾气充　睡眠足

肾为作强之官，先天之本，其所藏之精是脏腑阴阳之本，生命的起源。

血之来源，由水谷精微所化，上奉于心，则心得所养，化而为精，内藏于肾，肾精上承于心，心气下交于肾，阴精内守，卫阳护于外，阴阳协调，则神志安宁。

睡眠是顺应天地阴阳变化的生理现象

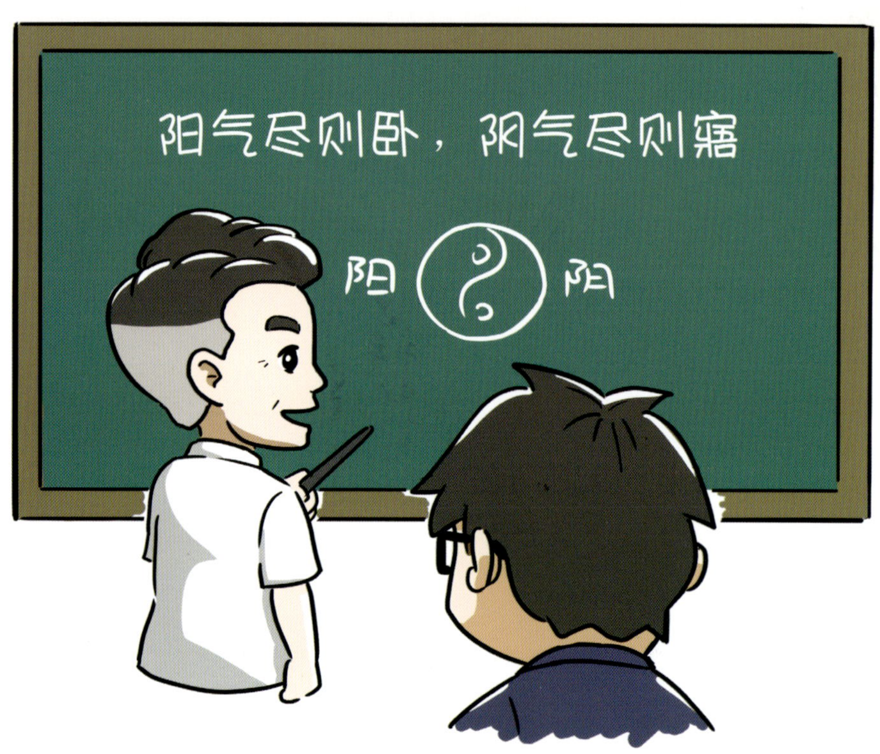

睡眠对人的健康来说无疑是最重要的。睡眠是维持生命所必需的生理现象。

睡眠与觉醒，随着昼夜的节律而交替出现，是人体气血运行和适应自然变化而产生的必然结果。

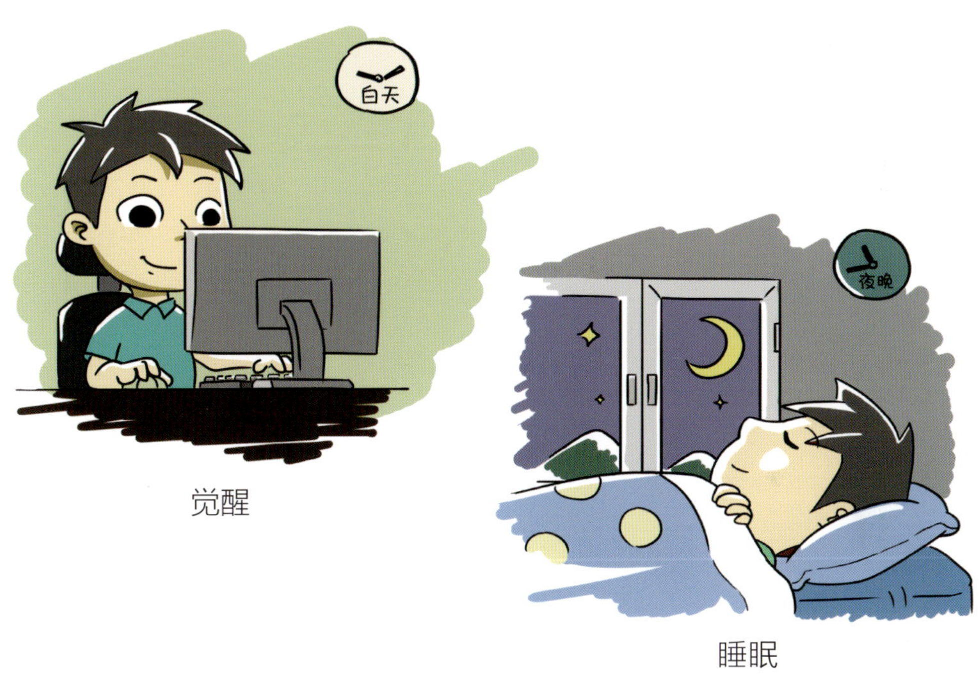

觉醒

睡眠

最好的、最高效率的恢复精力与健康的方法莫过于睡眠。

在睡眠中，我们的身体得到充分的休养生息，小孩子在睡眠中成长，成人在睡眠中补充了精力。一个晚上良好的睡眠，会令人拥有精神饱满、思维敏捷的新的一天。

《庄子 · 天下》：“易以道阴阳。”动为阳，静为阴；觉醒为阳，入睡为阴。阴阳的存在与变化是自然界的规律。

早晨天亮时人体的阳气随自然界阳气的生发而由里出外，阳气渐长，人起床活动。中午时分人体阳气盛于外部，傍晚则阳气逐渐入里，人活动减少。入夜则阳气潜藏于内，这时就该上床入睡了。

《灵枢 · 口问》曰：“阳气尽，阴气盛，则目瞑；阴气尽而阳气盛，则寤矣。”意思是阳气衰，阴气盛，则发生睡眠；阳气盛，阴气衰，则产生觉醒。

古人对于睡眠和觉醒，是用“卧”“起”表达的，人“卧”则为眠，“起”则为寤。

《灵枢 · 邪客》曰：“天有昼夜，人有卧起……此人与天地相应者也。”意思是人的觉醒与睡眠，是顺应了天地的规律，与天地间的阴阳变化是同步的。因此我们不能违背天地之道，只有夜间保证充足的睡眠，白天才能精力充沛。

睡眠不仅有日夜规律，而且有四季规律。随着四季变化，睡眠习惯也应有所变化。

《素问 · 四气调神大论》：“春三月，此谓发陈，天地俱生，万物以荣，夜卧早起，广步于庭，被发缓形，以使志生，生而勿杀，予而勿夺，赏而勿罚，此春气之应，养生之道也……”

“夏三月，此谓蕃秀，天地气交，万物华实，夜卧早起，无厌于日，使志无怒，使华英成秀，使气得泄，若所爱在外，此夏气之应，养长之道也……”

“秋三月，此谓容平，天气以急，地气以明，早卧早起，与鸡俱兴，使志安宁，以缓秋刑，收敛神气，使秋气平，无外其志，使肺气清，此秋气之应，养收之道也……”

“冬三月，此谓闭藏，水冰地坼，无扰乎阳，早卧晚起，必待日光，使志若伏若匿，若有私意，若已有得，去寒就温，无泄皮肤，使气亟夺，此冬气之应，养藏之道也……”

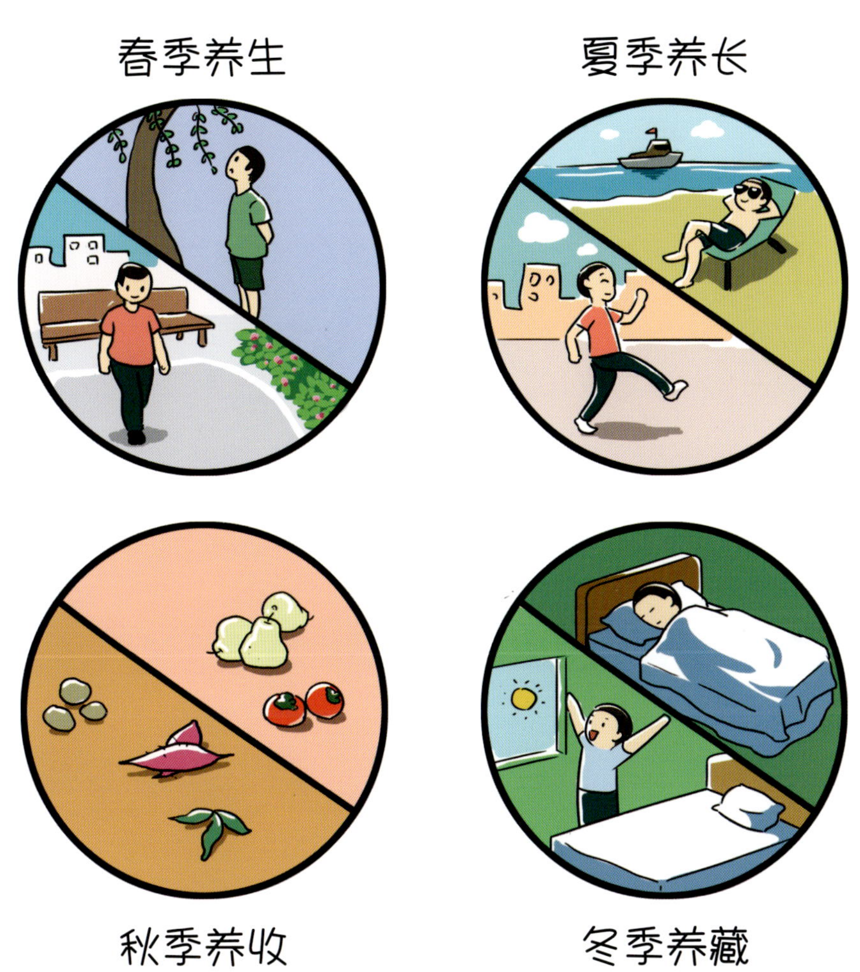

前面这段古文是说，春季是推陈致新、万物复苏的季节，自然界呈现出生机勃勃的景象，草木繁荣。这时人们随着天亮而早起，舒缓头发，穿宽松衣服，到庭院里散步，使心情舒展，不要受到约束。对待事物，要帮助其生长发展而不要阻挠它，要奖励它而不要惩罚它。这就是春季的养护生发气机之道。

夏季，是草木茂盛的季节，自然界万物生长茂盛，一片繁荣。随着白天的变长，可以晚点睡而早点起，不要抱怨白天太长、天气太热，愉快的心情要像茂盛的枝叶一样秀丽舒展，要舒展筋骨，出出汗，热爱身边美好的世界。这是夏季的养护强盛气机之道。

秋季，是天气变得凉爽平和、果实成熟的季节。天高风急，地气清明。白天变短了，夜晚来得早，人们要早睡，随着鸡鸣而早起，心情要安宁以缓和秋天的肃杀之气，神气要收敛以使秋气平和，收回心志以保持肺气清肃。这是秋季的守护收养气机之道。

冬季，是紧闭坚藏的季节，水结成冰，大地被冻得坚硬干裂，夜晚变得漫长。人们要早睡晚起，要等到天亮才起来，不要扰动阳气，使心志平静下来，好像有所收获一样藏匿起来。要避开寒冷，保持温暖，但也不要过热出汗、疏泄皮肤腠理导致阳气失泄。这是冬季的养护伏藏气机之道。

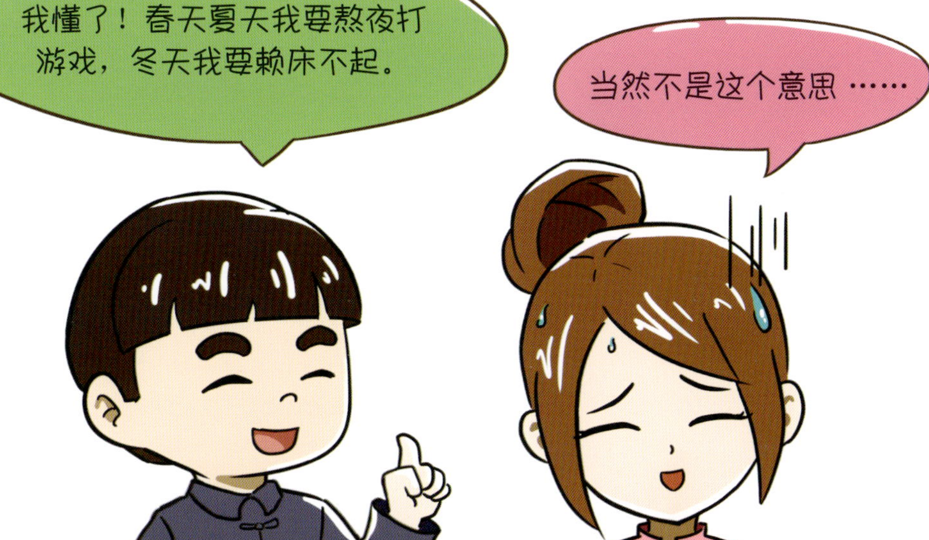
我懂了！春天夏天我要熬夜打游戏，冬天我要赖床不起。
当然不是这个意思……

犯困就会打哈欠

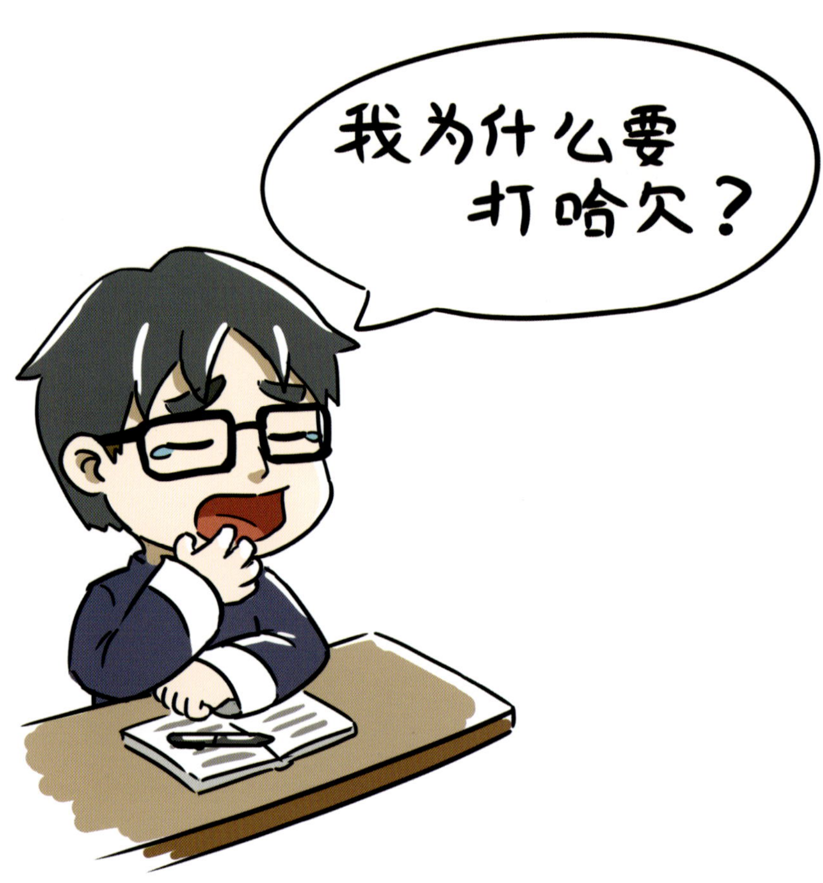

犯困打哈欠，是一个大家都习以为常的现象。古人怎样认识打哈欠这个生理现象呢?

《灵枢·口问》曰："人之欠者，何气使然？岐伯答曰：卫气昼日行于阳，夜半则行于阴，阴者主夜，夜者主卧；阳者主上，阴者主下，故阴气积于下，阳气未尽，阳引而上，阴引而下，阴阳相引，故数欠。阳气尽，阴气盛，则目瞑；阴气尽而阳气盛，则寤矣。泻足少阴，补足太阳。"

白天如果频繁打哈欠，多与过度劳累、睡眠不足、熬夜等有关。

白天打哈欠，是人们在必须保持清醒状态的时候，促进身体觉醒的一种反应。打哈欠可以舒缓情绪，使人放松。另外患有脑动脉供血不足等心脑血管疾病时，也容易出现大脑缺血、缺氧，此时通过打哈欠，可以摄入更多的氧气，缓解大脑缺氧的症状。

有的人睡得多，有的人睡得少

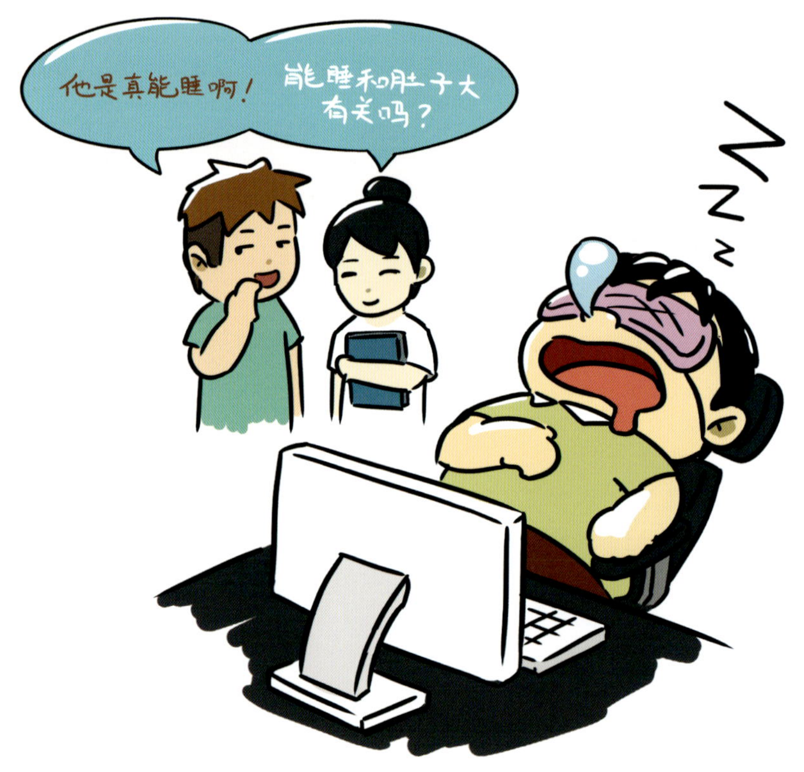

人类每天正常的睡眠时长是七八个小时，但这不是绝对的，有的人睡眠时间很少，四五个小时就够了，第二天也精神饱满，而有的人睡眠九到十个小时才能解困。对于这个现象，古人也有解释。

《灵枢・大惑论》曰：“人之多卧者，何气使然？岐伯曰：……夫卫气者，昼日常行于阳，夜行于阴，故阳气尽则卧，阴气尽则寤。故肠胃大，则卫气行留久；皮肤涩，分肉不解，则行迟。留于阴也久，其气不精，则欲瞑，故多卧矣。其肠胃小，皮肤滑以缓，分肉解利，卫气之留于阳也久，故少卧焉。”

可见，古人认为人睡眠时间的长短，跟他肠胃的大小、皮肤和肌肉的状态有关。现在来看，胃口好、吃得多、体形偏胖的人（卫气留在阴分的时间更多），睡眠时间长；而胃口不好、吃得少、体形偏瘦的人（卫气留在阳分的时间更多），睡眠时间短。因此，卫气在阴分停留时间的长短，决定了睡眠时间的长短。

老年人睡眠少

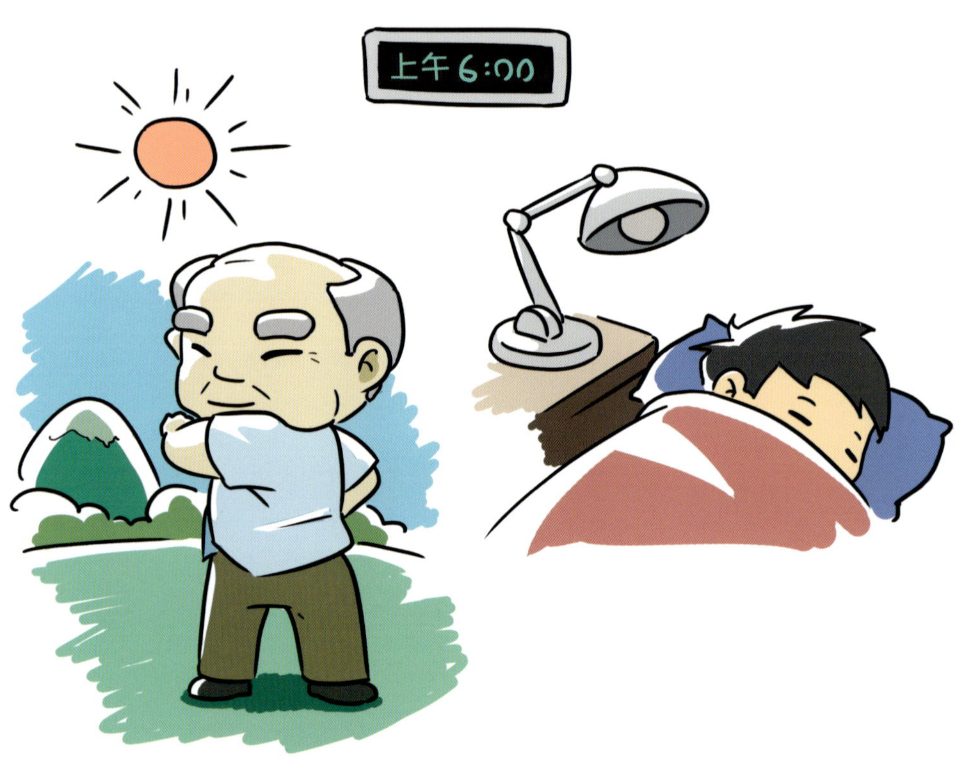

我们发现，初生婴儿的睡眠时间很长，随着小儿长大，睡眠时间变短。到了成年，每天的睡眠时间一般稳定在7～8小时。然而许多老年人睡眠时间少，甚至有夜里睡不踏实的情况，这是什么原因呢？《黄帝内经》里是这样解释的。

黄帝曰："老人之不夜瞑者，何气使然？少壮之人不昼瞑者，何气使然？"岐伯答曰："壮者之气血盛，其肌肉滑，气道通，荣卫之行，不失其常，故昼精而夜瞑。老者之气血衰，其肌肉枯，气道涩，五脏之气相搏，其营气衰少而卫气内伐，故昼不精，夜不瞑。"

岐伯以人体随年龄增长而气血营卫逐渐衰少的变化，来说明为什么老年人睡眠减少，甚至夜里睡不着。中医讲阴阳变化，白天为阳，夜晚为阴，人白天活动为阳，为生长，夜晚入睡为阴，为收藏。然而阴中有阳，阳中有阴，阴阳可以互相孕育、转化。

所以，人实际上是在睡眠中生长的。初生的婴儿除了吃就是睡，才能迅速地长个儿。随着年龄增长，人的睡眠越来越少，却并不觉得困，这是因为人的生理机能由盛转衰，生长的需要减少了。

清代罗国纲在他的《罗氏会约医镜》中提到，老年人失眠的主要原因是"肾水既亏，相火自炽，以致神魂散越"。他说，人的神，"寤则栖心，寐则归肾"。老年人肾气虚，肾阴亏，脏腑虚损。心虚就没有血养心，就会神不守舍，睡不着。肾虚就不能藏纳心神，睡眠不沉。

因此老年人才会夜间入睡难，睡眠不能持久，睡眠时间短；白天又疲乏，精神不济。

睡眠是最好的补药

先生高寿，必定有养生的方法，能说一下吗？
有一种药丸，是我不传之秘方。
快吃五十年独睡丸。

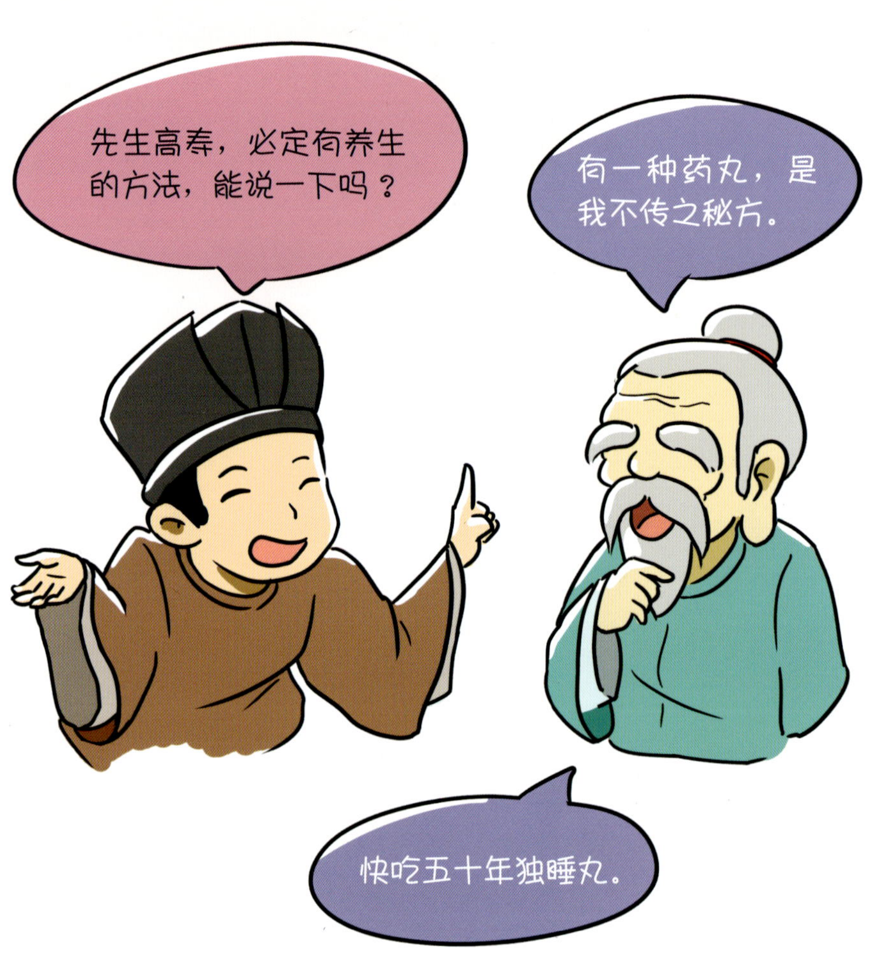

《三朝野史》记载：宏斋先生包恢，八十八岁了，为枢密陪祀，登拜郊台，精神康健。一日，贾似道问，包宏斋高寿，步履不艰，必定有养生的方法，能说一下吗？恢回答说，有一种药丸，是我不传之秘方。似道很高兴，请要秘方，恢笑着说，快吃五十年独睡丸。满座宾客哄然大笑。这个故事说明，不受干扰的、深沉的睡眠，是对健康最好的药。

古代文人留下很多关于睡眠养生的诗词。比如，李渔在《闲情偶寄》中说："养生之诀，当以善睡居先。睡能还精，睡能养气，睡能健脾益胃，睡能坚骨壮筋。"白居易写《闲眠》，诗云："暖床斜卧日曛腰，一觉闲眠百病销。"

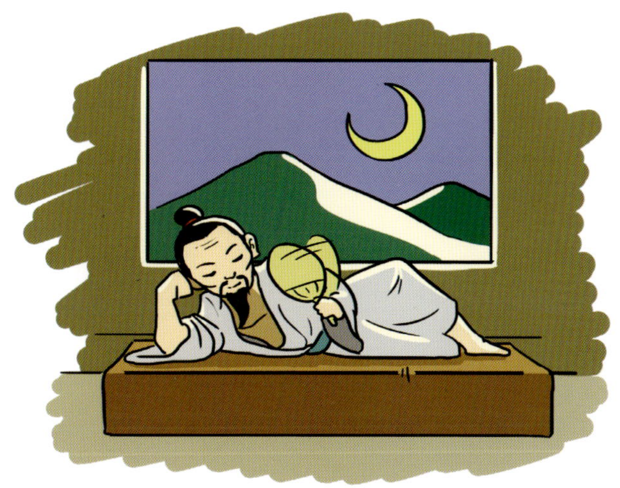

睡眠是能够使人精神饱满、身体轻健的重要方法，而且单独睡眠更能令睡眠安稳、深沉，达到较好的养精作用。当我们生病的时候、身体虚弱的时候，总想去寻求药物治疗，殊不知，睡眠就是最好的补药。

睡眠充足，身体机能自然得到良好的修复，人体的正气得到补养，就可以战胜邪气，祛除疾病，恢复健康。所以中医在了解患者病情时，总会询问睡眠好不好。我们要认识到，睡眠是最好的补药，是我们每天必须做好的重要一环。

要睡“美容觉”

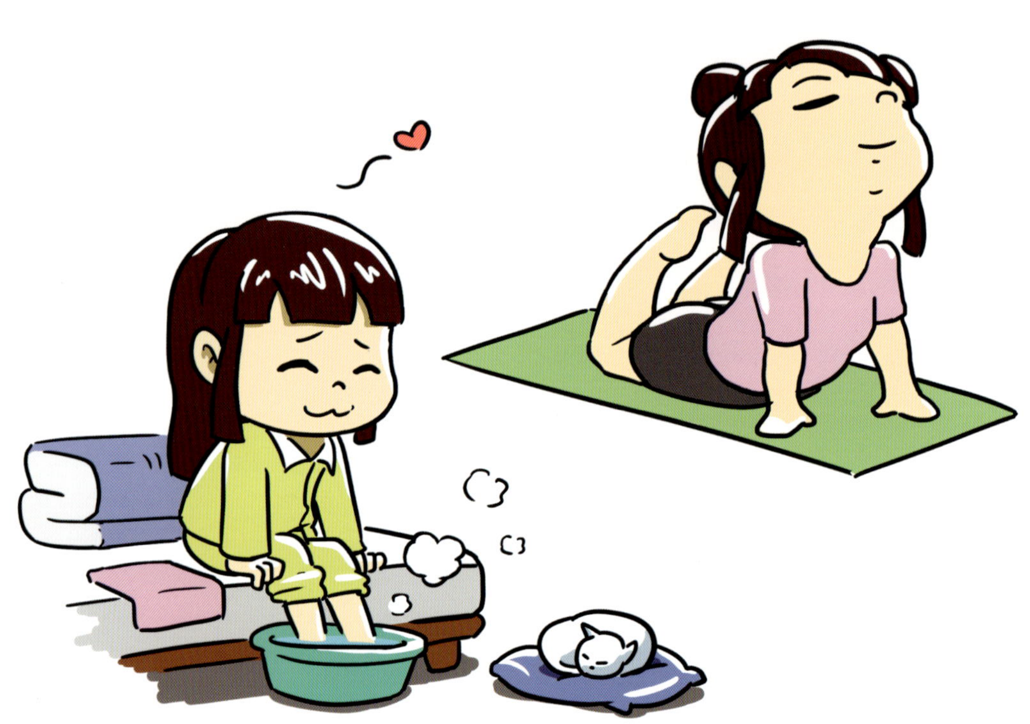

良好的睡眠，会令人精神抖擞，充满活力，肌肤荣润光泽，变得美丽，俗称为“美容觉”。这是女性追求的良好状态。只有香甜、充足的睡眠才能起到“美容”的作用。那么如何才能做到睡“美容觉”呢?

心主血脉，其华在面；肺助心行气血，其华在毛，其充在皮；脾为气血生化之源，其华在唇，在体合肉；肝藏血养魂，其华在爪，开窍于目，肾藏精，其华在发。从本质来说脏腑和调，才能安身固本、气血充盈，从根本上保证面容不易衰，肢体、皮肤、毛发健康，达到自然健美的目的。

要睡“美容觉”，首先要身体轻松、没有病痛，如果有身体不适要及时治疗，尽量使身体处于健康状态。生活、工作要张弛有度，白天要保证脑力和体力都得到一定强度的活动。然后，在晚上11点以前上床睡觉，也就是在子时到来时，最好处于睡眠状态，直到第二天自然醒，这样的睡眠时间、睡眠时长是最合适的，最符合我们身体恢复气血的需要。

还有一点需要做到的是，在入睡前要调整心情，持喜悦、轻松、满足的心态，让全身心都放松。根据需要，可以在睡前进行泡脚、打坐、瑜伽等放松活动。这样入睡后，身体才能得到高质量的休养，精力才能得到修复，才能在一觉醒来后容光焕发。

睡眠不是越多越好

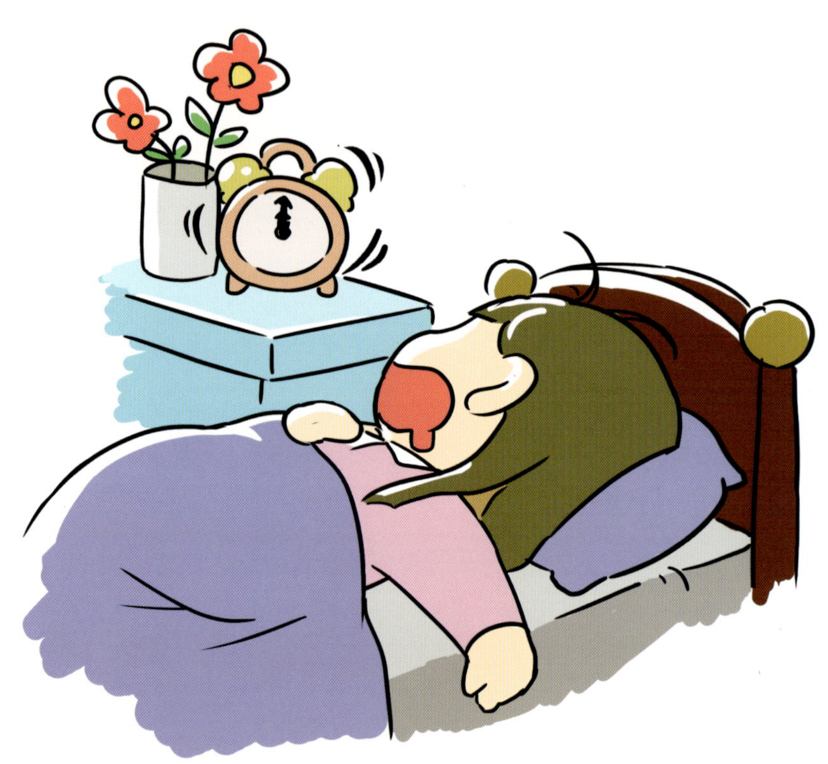

我们需要顺应天地自然的变化，睡眠不可过少亦不可过多，天亮人苏醒后就应该起床活动，顺应阳气的变化。如果在应该活动、舒展阳气的时候不活动，那么阳气就无法生发起来。

《素问·宣明五气》曰："久视伤血，久卧伤气，久坐伤肉，久立伤骨，久行伤筋，是谓五劳所伤。"可见睡眠过多会导致人体阳气受损。

影响睡眠的因素

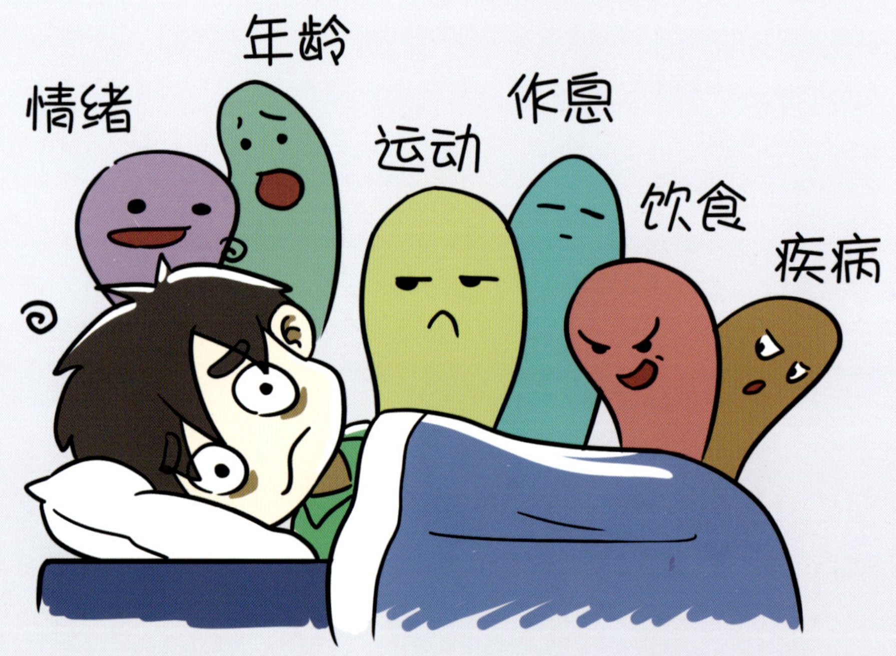

情绪

《素问 · 上古天真论》曾规劝："恬淡虚无，真气从之，精神内守，病安从来。"若情志失常，神不安则不寐。

年龄

壮年人肾气充盛，则睡沉熟而长；老年人阴血亏耗，阳气衰弱，则"年高人阳衰不寐"。

运动

运动可疏通经络，使气血旺盛，气道通畅，卫气能正常出阳入阴，有助于睡眠。

作息

由于阳主躁动、阴主沉静，人体阳气白昼旺盛、夜晚虚衰，因此应日出而作、日落而息。夜晚宜减少活动、安卧休息，不要扰动筋骨，以免因过度活动而影响阳气敛藏而致不寐。

饮食

《素问·逆调论》曰："胃不和则卧不安。"饮食不节，暴饮暴食，宿食停滞，脾胃受损，酿生痰热，壅遏于中，痰热上扰，胃气失和，则不得安寐。

疾病

《素问·病能论》曰："人有卧而有所不安者何也？岐伯曰：脏有所伤，及精有所之寄则安，故人不能悬其病也。"说的是人体五脏有疾，情绪不稳定，就容易睡不安稳。比如，贫血的患者，会心血不足，神不守舍，易失眠。这类患者，情绪较为敏感，如果情志不遂，也容易肝气郁结，肝郁化火扰动心神则易不寐。

失眠的表现

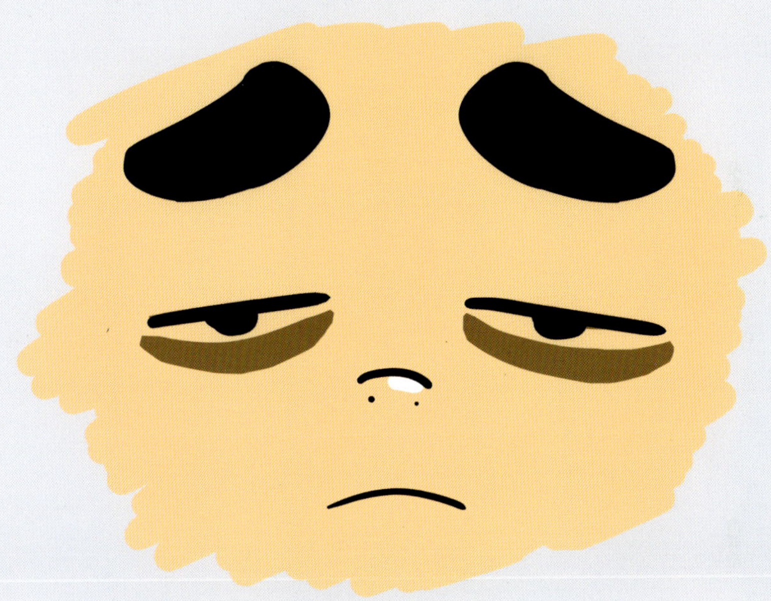

失眠，中医称为“不寐”，是指失去了良好的睡眠质量，有程度上的区别和不同的表现。

不卧

难以入眠，古人称为“不卧”，就是睡不着，这是失眠最主要、最严重的表现，轻的一两个小时才能入睡，严重的辗转反侧，彻夜不眠。

《灵枢·邪客》曰：“夫邪气之客人也，或令人目不瞑，不卧出者……厥气客于五脏六腑，则卫气独卫其外，行于阳，不得入于阴……不得入于阴，阴虚，故目不瞑。”

有的人，到了夜里还是很精神，一点都不困，虽意识到应该睡觉了，但就是没有睡意。这种情况属于“阳不入阴”。有的人犯困，但躺到床上又不困了，或者犯困就是不能入睡。这种情况可能属于肝血不藏。

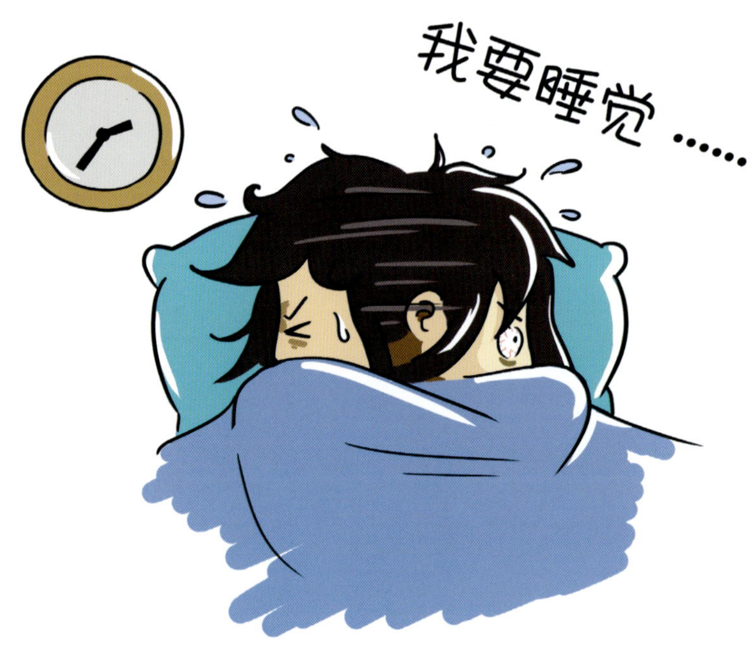

多梦

有的人睡眠时感觉自己整晚都在做梦，醒来时好像刚经历了很多事情，感到疲惫。这属于多梦，也是失眠的一种形式。

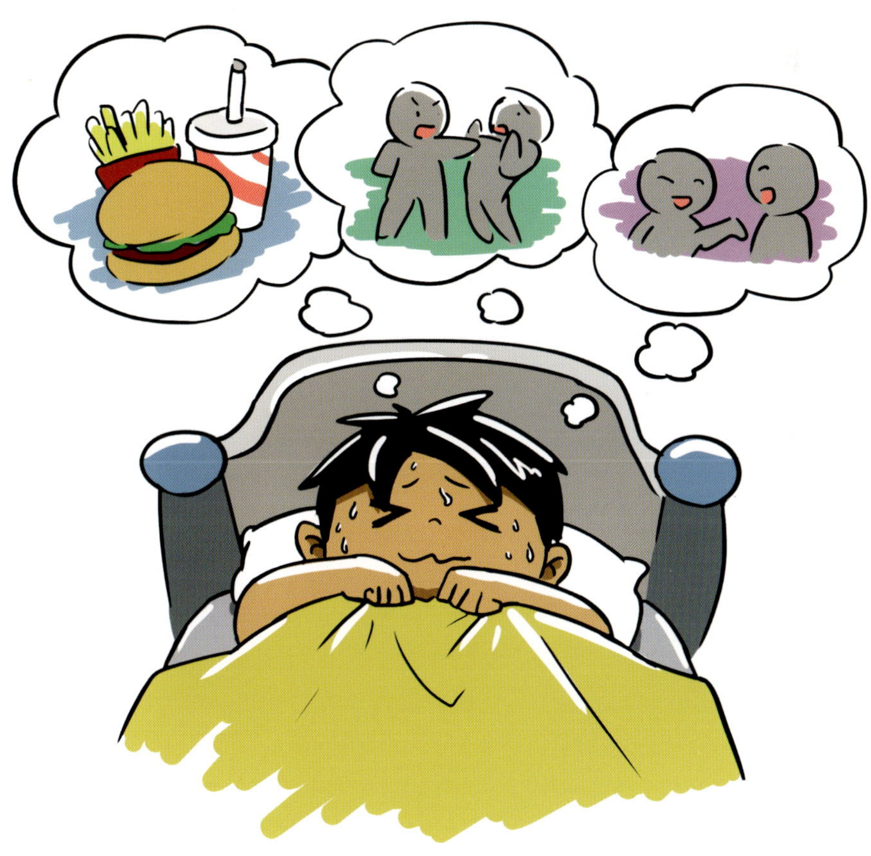

为什么会多梦呢？古人认为，多梦是由于魂魄不安，营卫受邪。

《灵枢·淫邪发梦》描述了邪气侵犯脏腑，引起不同的梦境，令人寝卧不安的情况。曾有个失眠的女患者说夜里多梦，常梦到与人互相追杀，醒来还感到紧张不安。

这是怎么回事呢？在该篇古文里就解释说“厥气……客于胆，则梦斗讼自刳”，意思是邪气侵犯了胆，就会梦到打架争斗。为什么呢？因为胆主决断，胆魄太盛，就容易与人冲突、互相伤害。我们常说一个人喜欢做常人不敢做的事，或容易与人吵架打斗等，叫胆子太大，就是说这个人胆气太盛。在治疗失眠患者时如果遇到胆木太过的情况，就需要疏泄肝胆。

黄帝曰：“有余不足，有形乎？”岐伯曰：“阴气盛，则梦涉大水而恐惧；阳气盛，则梦大火而燔爇；阴阳俱盛，则梦相杀。上盛则梦飞，下盛则梦堕；甚饥则梦取，甚饱则梦予；肝气盛，则梦怒；肺气盛，则梦恐惧、哭泣、飞扬；心气盛，则梦善笑恐畏；脾气盛，则梦歌乐、身体重不举；肾气盛，则梦腰脊两解不属。凡此十二盛者，至而泻之，立已……”

梦的内容与脏腑气机及疾病有关。《黄帝内经》解释说，阴盛就会梦到涉大水恐惧，阳盛就会梦到大火燔灼，阴阳都盛就会梦到相杀毁伤，人体上部气机盛就会梦到自己飞起来，下部气机盛就会梦到自己坠堕深渊，太饥饿睡会梦到跟别人要东西，饱饭后睡会梦到送给别人东西，肝气盛会在梦里发脾气，肺气盛会梦到悲伤哭泣、飞扬腾越，等等。当然，对于梦的解释尚有争议，古籍里的说法仅供参考。

早醒

良好的睡眠，是一夜酣睡。有的人夜里醒来一次小解，然后又沉沉睡去，算睡眠尚可，而如果夜里醒来，发现清醒不困了，不能再入睡，称为早醒。晚上睡眠不足，白天就会困倦，没有精神，这也是失眠的一种表现。

《灵枢·口问》云："阳气尽，阴气盛，则目瞑；阴气尽而阳气盛，则寤矣。"

夜间阴气助卫气入里行于五脏六腑而寐，而夜半之后阴气渐衰，阳气渐盛而醒。如果人体阴气不足，卫气无阴气所助，渐出于阳，则发为早醒。

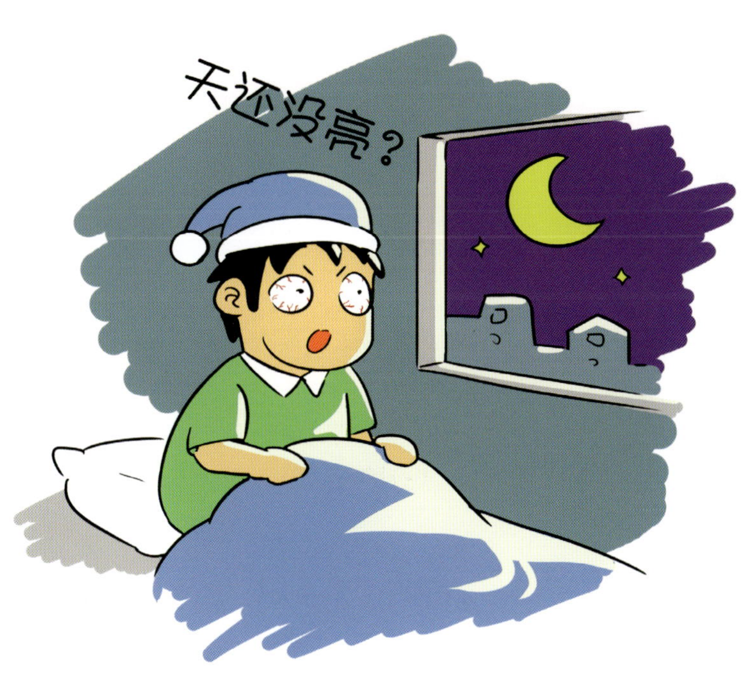

失眠的危害

一只绵羊……两只绵羊……

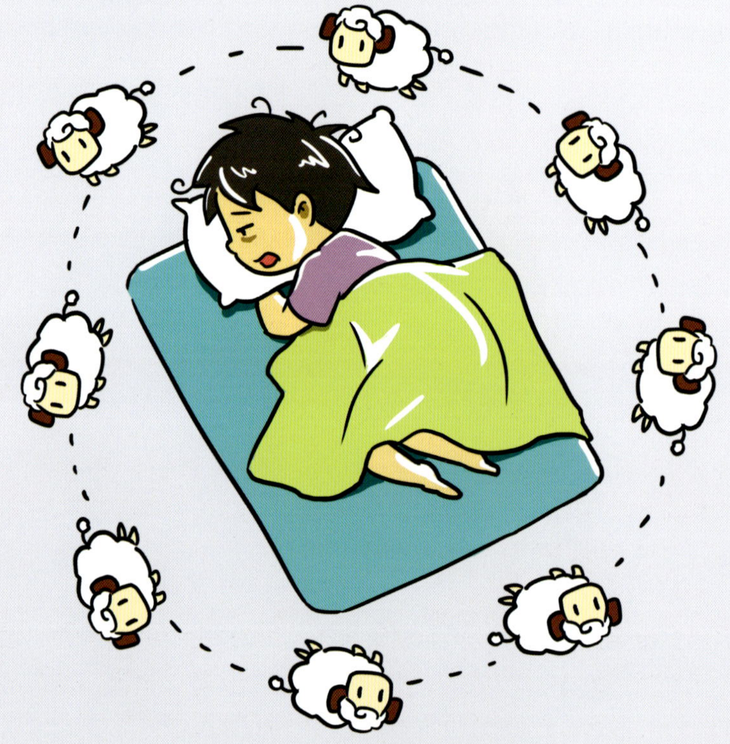

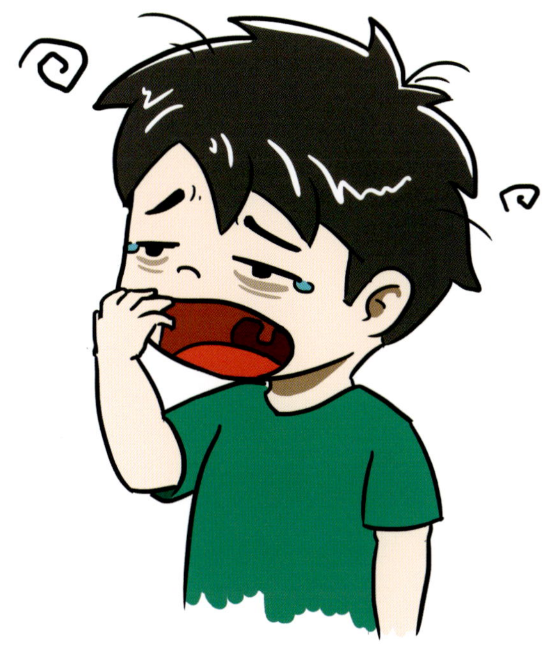

晚上失眠，次日就会精神不振。数日的短期失眠，会使面色变得晄白，而更久的失眠，会使面色萎黄，甚至眼周黧黑，倦怠心烦。为什么会这样呢？是因为缺少睡眠危害了人体健康。

经常失眠会造成人体处于亚健康状态，长期失眠会引起早衰，甚至许多疾病。未成年人的失眠，则会影响他们的生长发育。失眠还会导致人体免疫能力的下降，对脑、肝、肾等造成损害。具体的情况有以下几种。

正气受伐

正气是我们抵御外邪的能力，具体表现在五脏的气血阴阳上。

若长期失眠，五脏的阳气受损，人就会畏寒，手足冰凉；失眠也会使阴气亏耗，人就憔悴消瘦。由于失眠，人体气血不能得到正常充养，因此许多长期失眠的人都偏瘦，或肌肤萎黄，没有光泽。

没有良好的睡眠，主要耗伤阳气、肾精，人容易患感冒、湿疹或其他免疫相关疾病。失眠对脾胃功能的影响也很大，容易造成没有食欲、疲倦、对事情提不起兴趣。

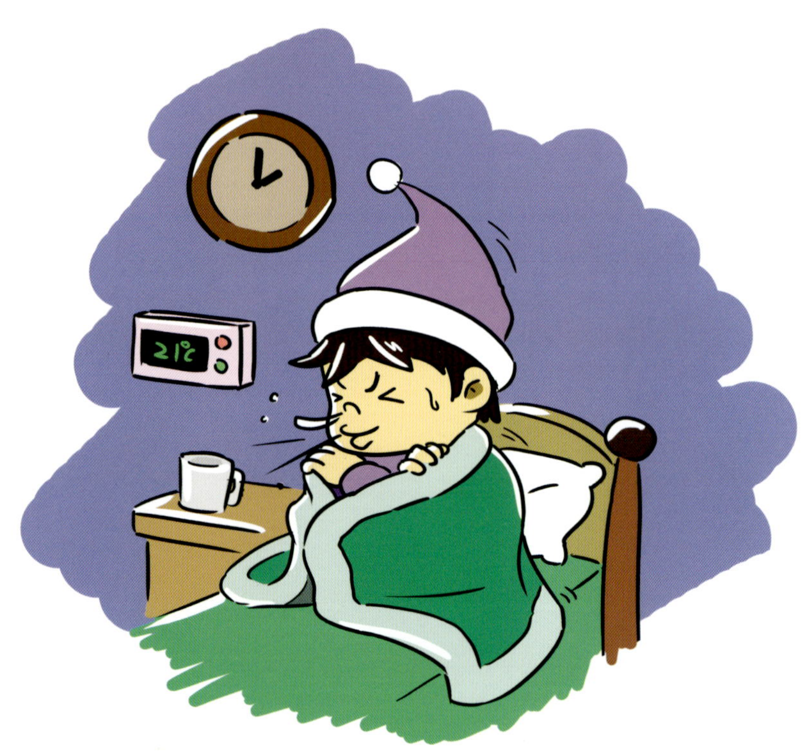

肝血不藏

肝为罢极之本，人在睡眠时血归于肝，肝得以藏血、生血。若失眠，则肝血不藏，皮肤、爪甲无以滋荣，筋骨无以充养，疲劳无法消除。

失眠损耗肝血，人会出现白发或头发稀疏，皮肤粗糙，指甲无光泽，女性月经失调等。

《黄帝内经》曰：“肝者，罢极之本，魂之居也；其华在爪，其充在筋，以生血气，其味酸，其色苍，此为阳中之少阳，通于春气。”

《血证论》记载：“肝病不寐者，肝藏魂……若阳浮于外，魂不入肝，则不寐。”

《症因脉治·内伤不得卧》曰：“肝火不得卧之因，或因恼怒伤肝，肝气怫郁；或尽力谋虑，肝血有伤……则夜卧不宁矣。”

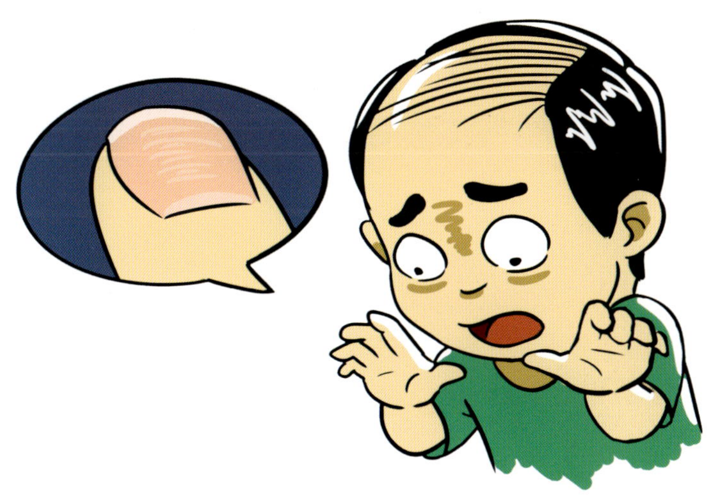

脑髓失养

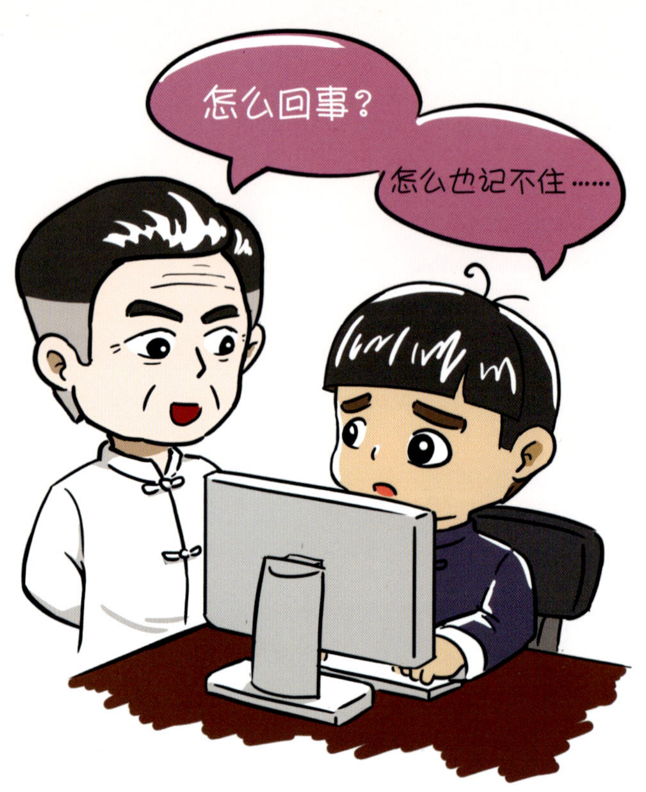

脑为髓海，肾藏精生髓。睡眠最主要的意义，是让大脑休息，让脑髓得到充养。

失眠会损害阳气，耗伤精血，造成脑髓无法得到气血的充养，使人白天身体疲乏无力，记忆力下降，精神困乏，不能胜任各种体力、脑力活动。

失眠的病机和中医证型

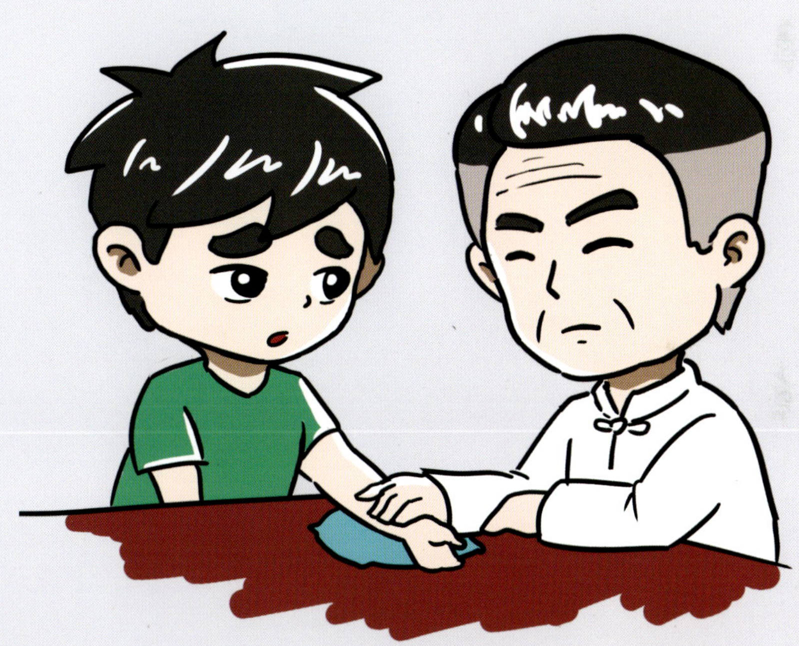

失眠的病机

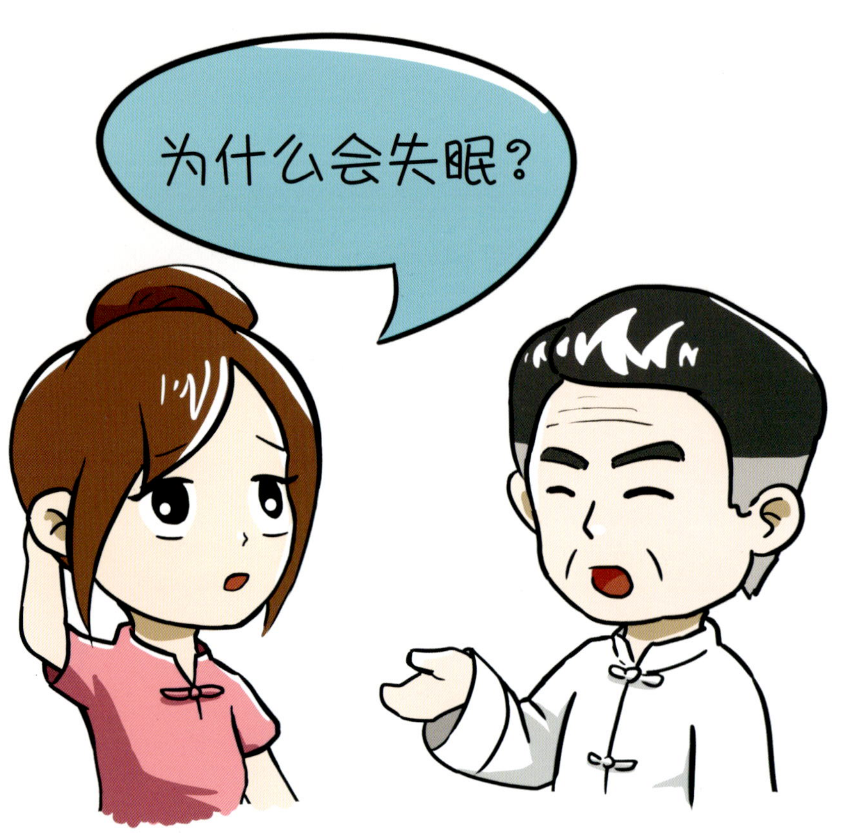

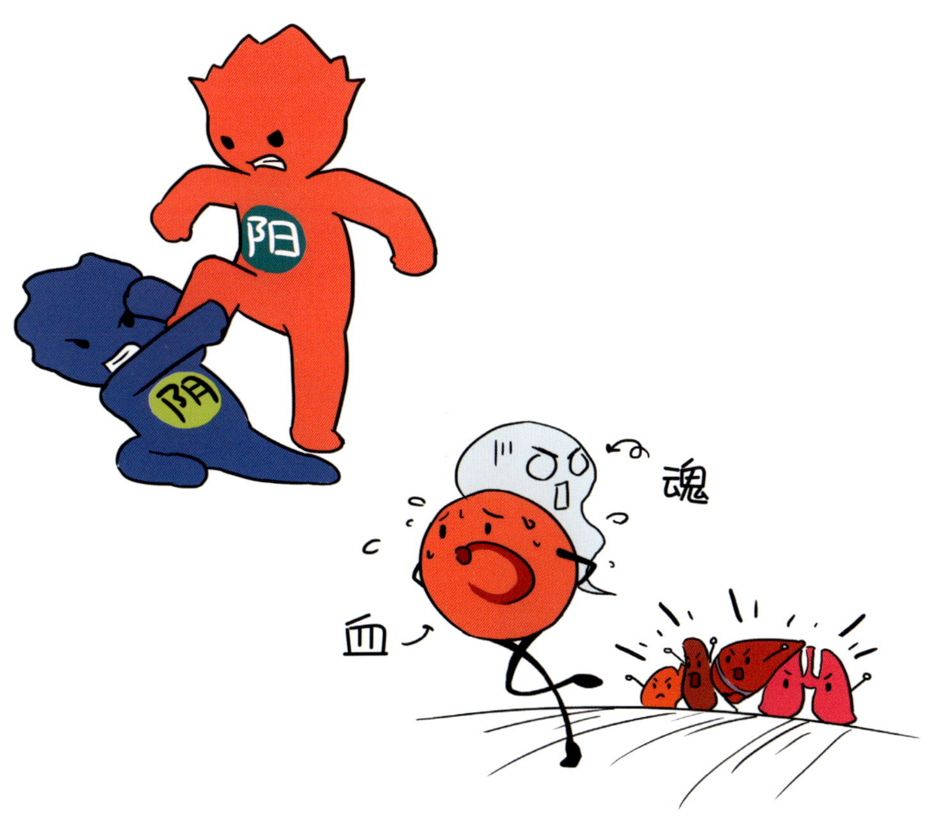

人为什么会失眠?

《灵枢·大惑论》曰："病而不得卧者，何气使然？岐伯曰：卫气不得入于阴，常留于阳，留于阳则阳气满，阳气满则阳跷盛，不得入于阴则阴气虚，故目不得瞑矣。"

可见，古人认为失眠是由于阳不入阴。阳气亢盛，阴气亏虚，阳气于夜间不能融入阴气，人体气血不能归于厥阴肝经，故出现失眠。

在《灵枢·邪客》中还记载了一个治疗失眠的方子——半夏秫米汤，此方之所以能够治疗失眠，依据的是中医“胃不和则卧不安”的理论，方中半夏具有化痰、通阳降逆的功效，秫米具有养阴通便的作用。此外，本方提到的水，中医称为“甘澜水”，需要“流水千里以外……扬之万遍”。《内经知要·病能》认为用甘澜水煮药，可以调和阴阳，更好地治疗失眠。

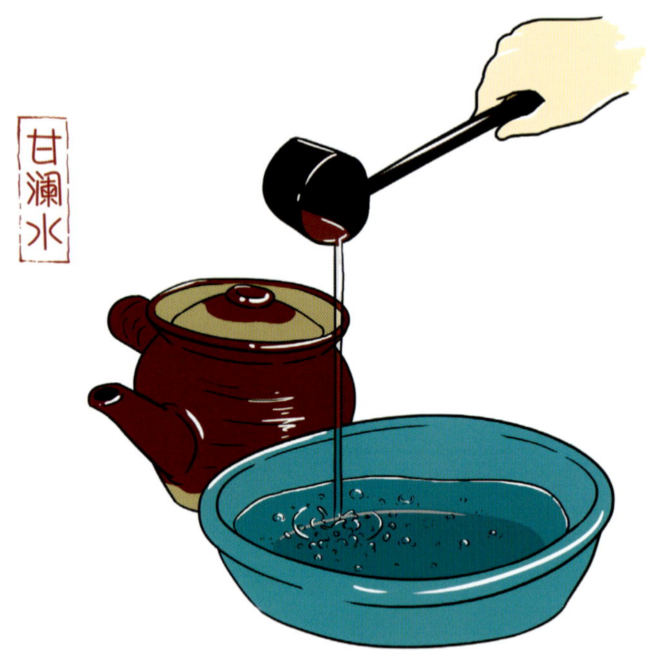

黄帝曰：“善。治之奈何？”伯高曰：“补其不足，泻其有余，调其虚实，以通其道，而去其邪。饮以半夏汤一剂，阴阳已通，其卧立至。”黄帝曰：“善。此所谓决渎壅塞，经络大通，阴阳和得者也。愿闻其方。”伯高曰：“其汤方以流水千里以外者八升，扬之万遍，取其清五升，煮之，炊以苇薪，火沸，置秫米一升，治半夏五合，徐炊，令竭为一升半，去其滓，饮汁一小杯，日三，稍益，以知为度，故其病新发者，复杯则卧，汗出则已矣。久者，三饮而已也。”

阳不入阴是失眠的基本病机，具体而言，是脏腑的失常直接或间接影响到了主管神志的脏——“心”的功能，见下图*。

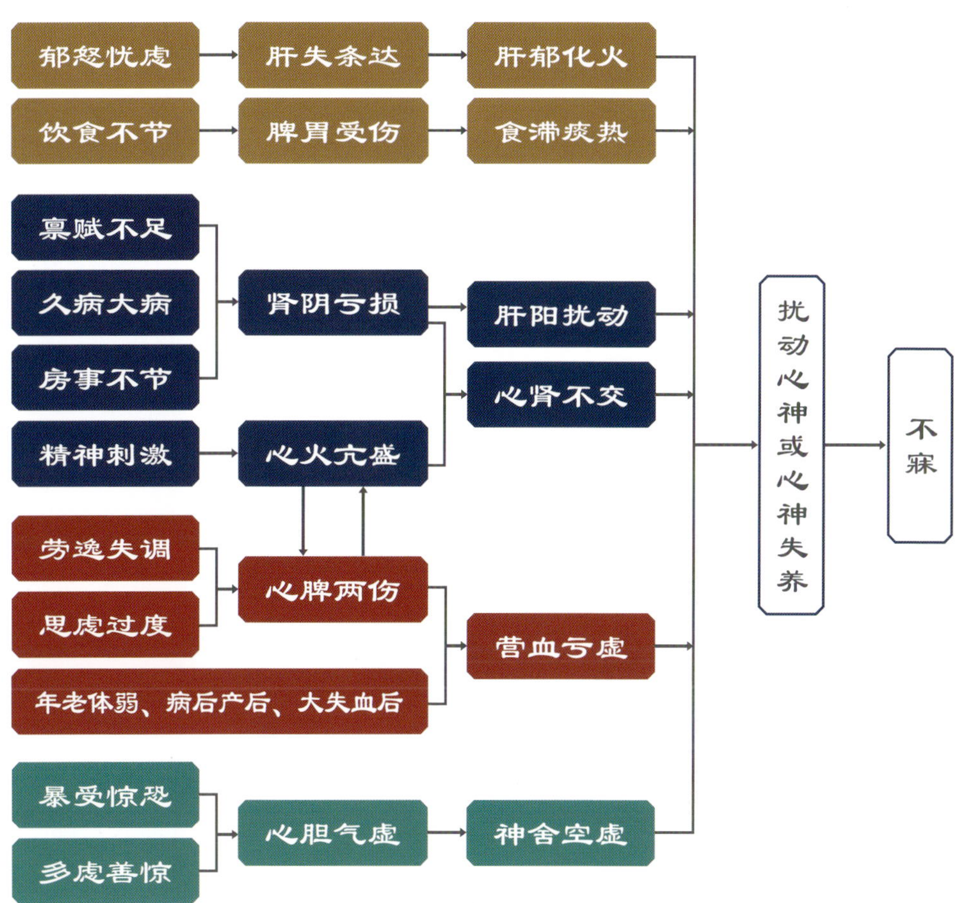

* 参考自全国中医药行业高等教育“十三五”规划教材，《中医内科学》（第十版）。

失眠的主要证型

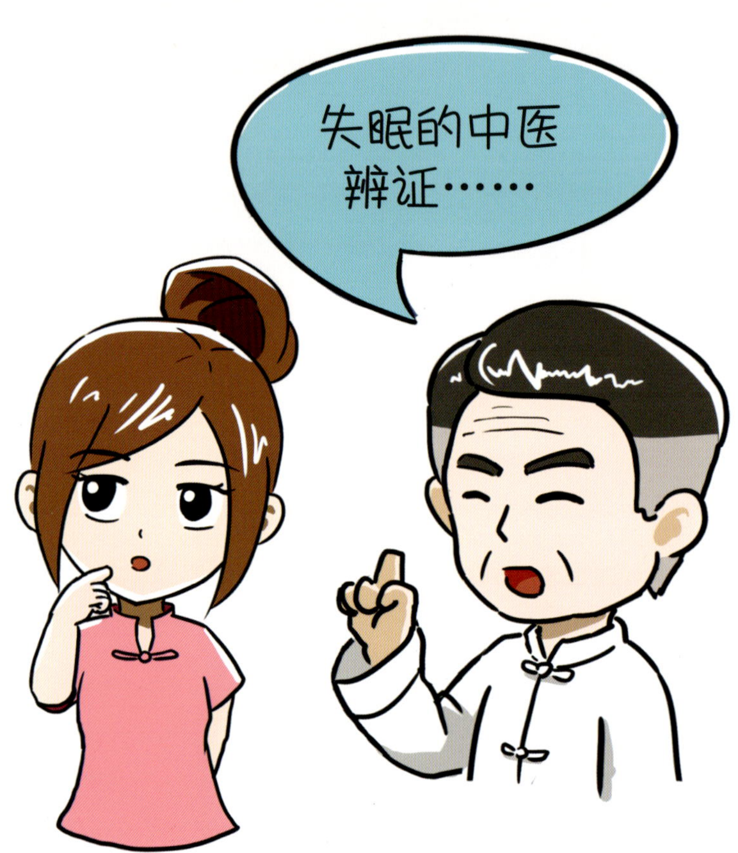

心脾两虚——血不足

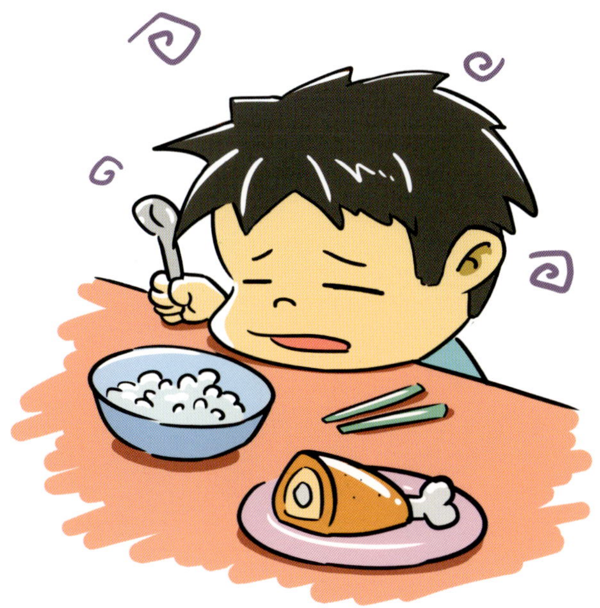

心主神明，神安则寐，神不安则不寐，而血由脾运化的水谷精微所生，上奉于心，使心有所养。

现代人工作繁忙，压力大，思虑多，易劳伤心脾，出现心脾气虚、心血不足。脾虚则胃纳呆滞，吃东西不香。气血生化不足，心神失养，则出现不容易入睡，睡眠不踏实，多梦，容易醒，醒后再难入睡，面色萎黄无华，神疲乏力，四肢倦怠，心悸健忘，自汗，口淡无味，纳谷不香，腹胀便溏，舌淡，边有齿印，苔薄白，脉细弱或濡弱。

血虚则无以养心，心虚就会神不守舍，容易产生担心、忧虑，以致无法入睡，或者睡眠浅，容易醒来。

脾胃不和——卧不安

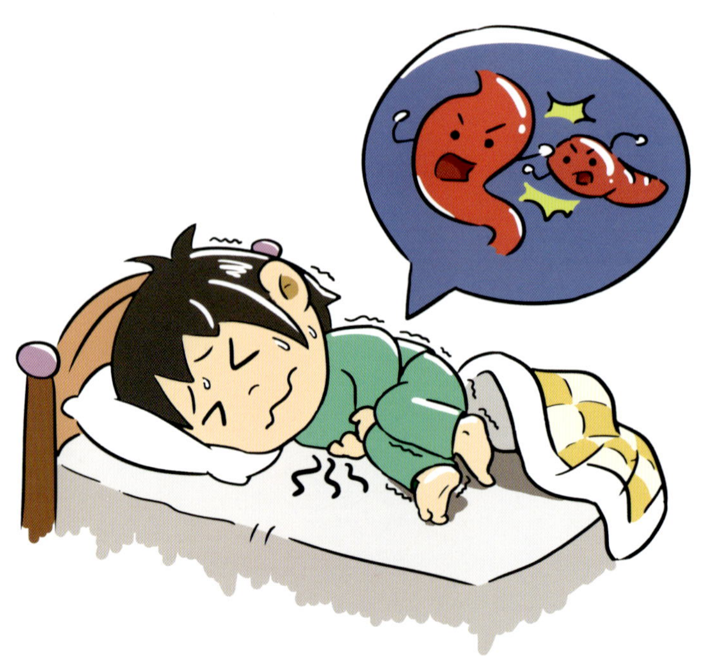

现代人生活饮食结构发生变化，常过食生冷，恣食肥甘，嗜饮烈酒，饮食热量增加，夜间进食过饱，造成脾胃负担过重，运化不及；且生活节奏加快，工作强度加大，人际关系复杂，应酬增多，聚众豪饮，妄作劳役，思虑过度，七情失常，使脾胃运化迟滞；脑力劳动增加，喜坐少动，导致脾胃气机不畅；夜生活过度，夜间工作，沉溺于网络，无规律就寝，脾胃运化节律受到干扰，脾胃功能失常。以上因素均可损伤脾胃功能，导致痰饮、湿热等寒热之邪内生，扰乱心神而失眠。

《素问·逆调论》曰："胃不和则卧不安。"

肝阳上亢——不思睡

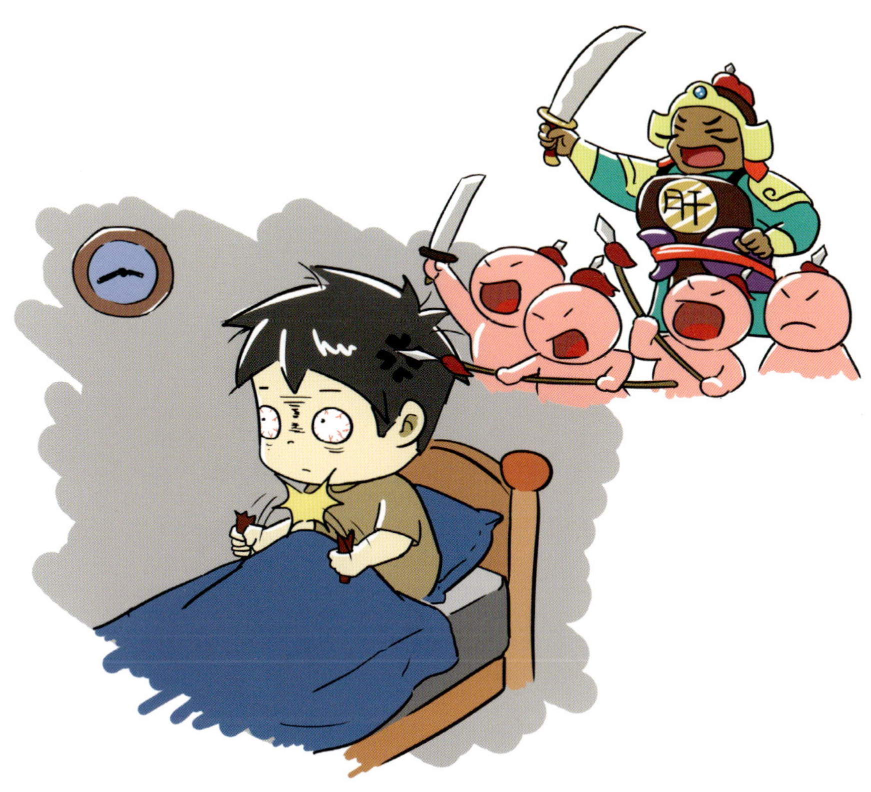

肝属木，主疏泄，主升发，我们在觉醒时工作、生活、谋虑，就是在动用肝之阳气，但如果谋虑太过，甚至恼怒烦躁，就会引动肝阳外越，肝阳升发太过，扰动脑髓，就会导致精神亢奋，没有睡意，从而失眠。古人教导我们五志不能过极，要少思、少怒，保持心情平静。

心肾不交——真煎熬

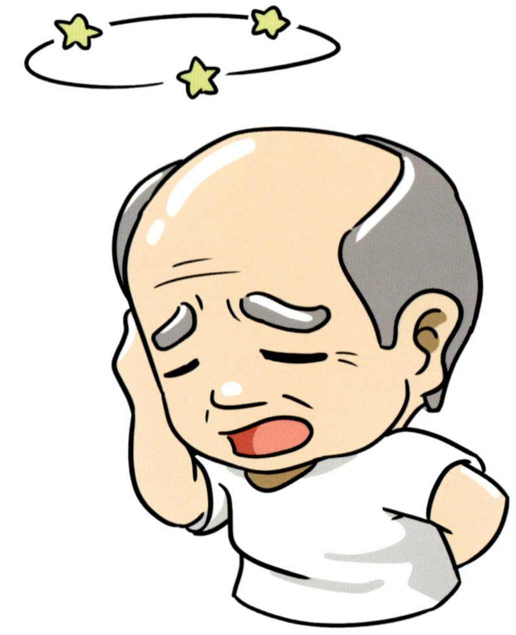

心是属火的，位于人体的上部；肾是属水的，位于人体的下部。《易经》说，水火要相济，心火要下潜温暖肾水，肾水要上承滋养心火，若水火不相交，心肾不相济，就会心火上炎，出现夜难入寐，心烦健忘，口舌生疮，头晕耳鸣，潮热盗汗，男子梦遗阳痿，女子月经不调，大便干结，舌尖红少苔，脉寸盛尺弱。

肝郁脾虚——思虑扰

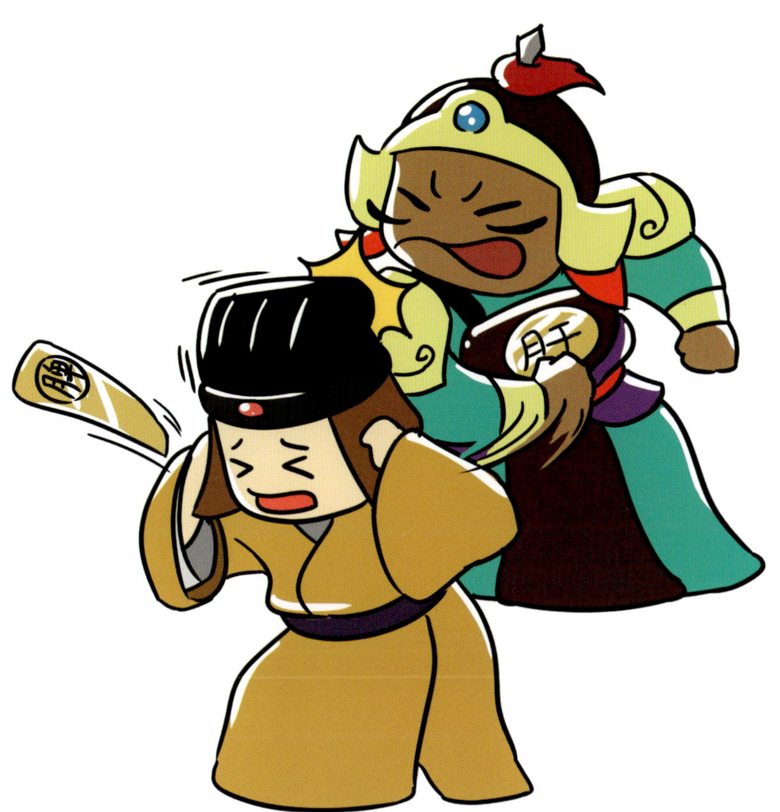

肝郁脾虚者主要表现为平素工作生活压力大，有焦虑情绪，思绪纷纭，善太息，睡前或犯困，欲睡却醒，难以入眠，入睡后易醒，面色少华，胃口变差，不思饮食，进食后会感到胃脘胀满，不消化，大便溏烂，不成形。舌淡，苔薄白，脉弦细。

瘀血阻滞——络不通

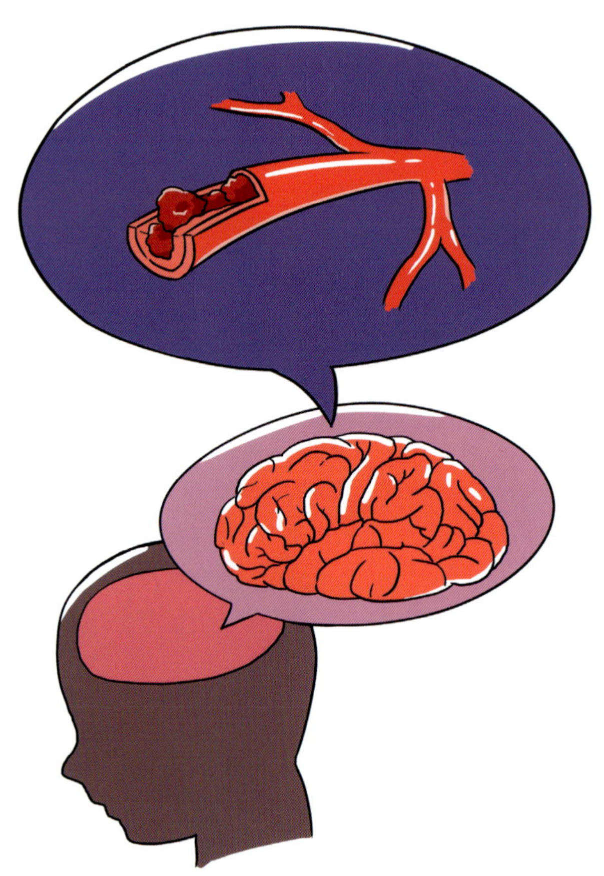

瘀血是经络阻滞、气血不通的产物，若瘀血阻滞，经络不通，则五脏如何安和?

因此，瘀血阻滞会导致脏腑不安，引起失眠，同时会表现为身有痛处或麻木。

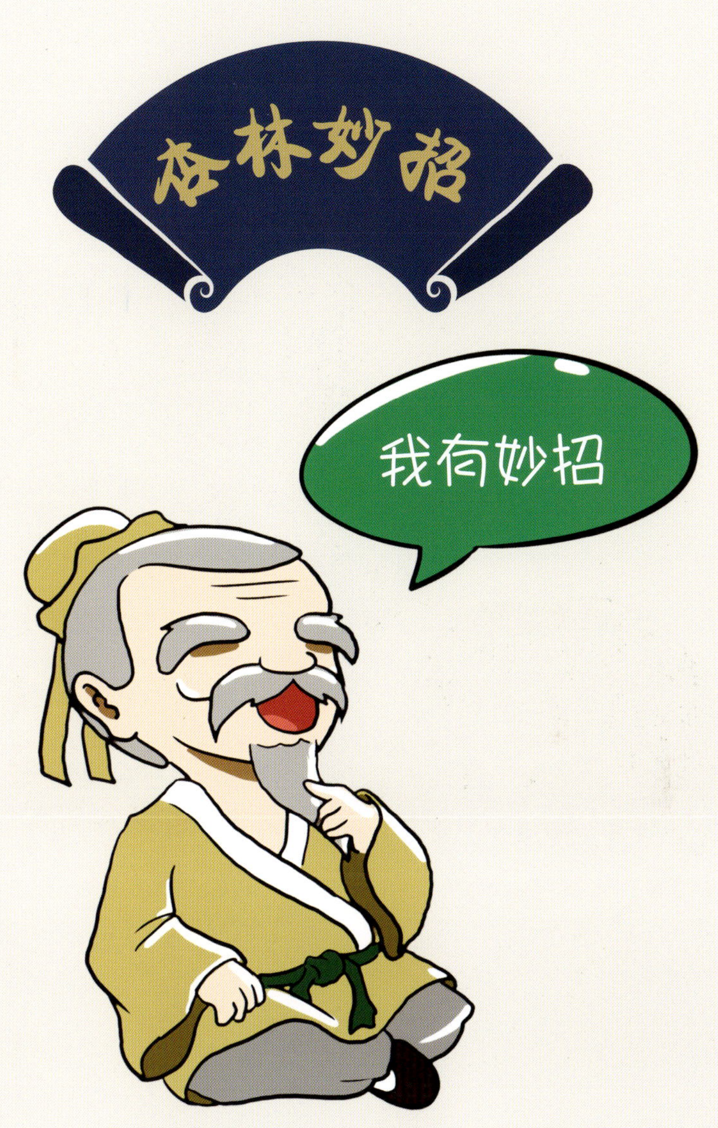
杏林妙招
我有妙招

调心

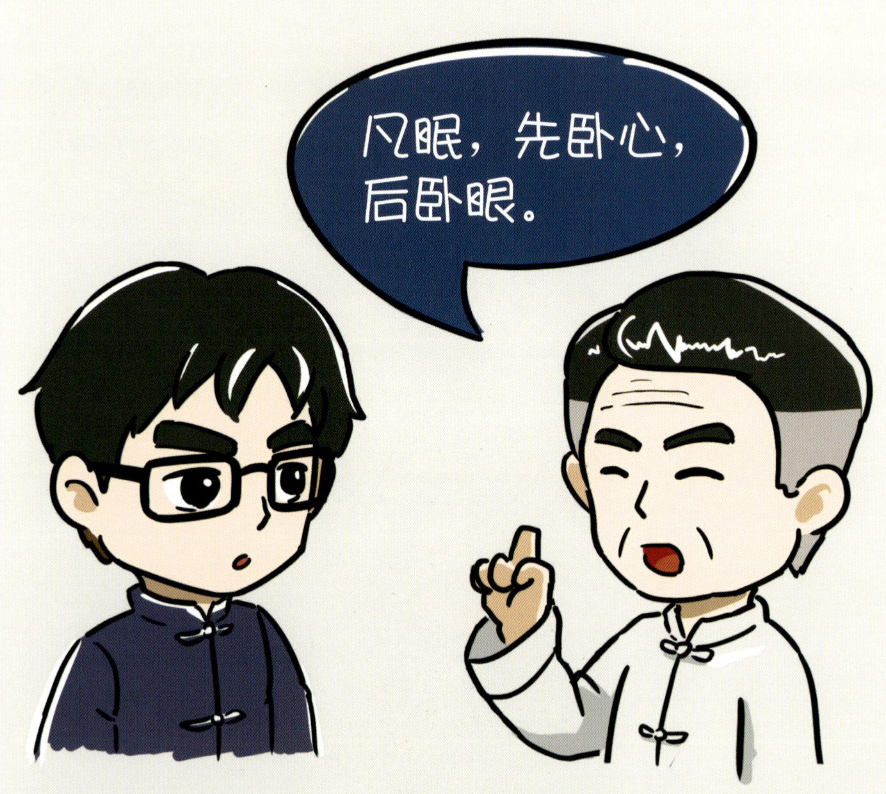

心主神明，心藏神，若心系外物，事物纷扰，则神乱，影响气血经络循行，而导致阳不入阴，就会引起失眠。

《景岳全书·不寐》曰：“寐本乎阴，神其主也，神安则寐，神不安则不寐。”

《素问·痹论》曰：“静则神藏，躁则消亡。”

这里的静，最重要的是心静。如果思虑不已，千头万绪，辗转反侧，如何能心静安睡？所以，调心很重要的一步是安放当下。我们平时常说“安心”“放下”，我国古代的养生家，追求“虚、空、静”，追求“不思”，都是以调心来增长智慧的方法。

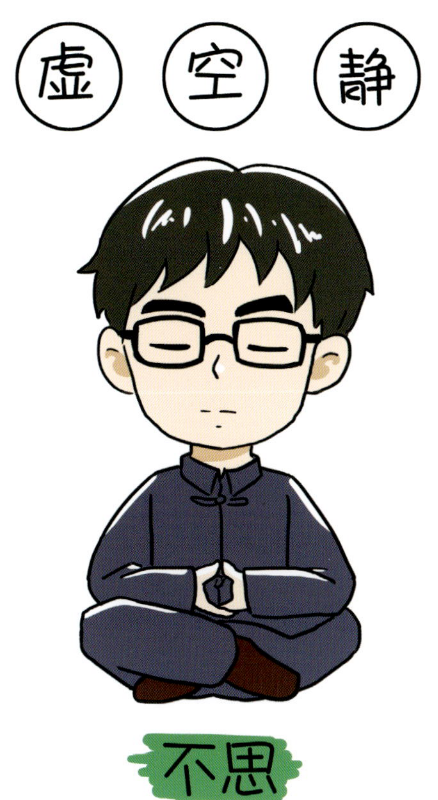

调心，是把控良好睡眠、建立主动性睡眠的过程。有的人入睡非常快，有的人入睡慢，很大的原因就是前者有意无意地遵循了主动性睡眠的方式。表现在性格上，入睡快的人，往往心宽无忧，拿得起放得下；而入睡慢的人，往往追求完美，思虑甚多。

主动性睡眠的习惯需要适当地训练才能逐渐养成，并形成睡眠的规律。一旦形成，就是我们所说的良好的睡眠习惯。

当我们疲倦时，思维会变得迟钝，身体就要顺应身体变化，主动地放松，停止思虑，准备进入睡眠休息的状态，这时我们会犯困，睡意开始出现。我们应该带着充分的准备，安静地入睡。

睡眠就是要停下一切思维，让身体舒适地进入静默。我们所希望的良好睡眠，是沉沉的、无梦的睡眠，脑细胞尽量少活动、进入虚空的状态。我们在想要睡眠时，应主动避免环境中声、光的干扰，主动停下一切思维，顺应睡眠的到来，这就是主动性睡眠。

唐代名医孙思邈说：“凡眠，先卧心，后卧眼。”

当我们躺在床上，感觉到自己还在思考的时候，要主动停下思考的念头，什么都不想，让脑子放空，感受宁静，平静地、缓缓地呼吸……这样，我们很快就会在朦胧中入睡。

中医外治

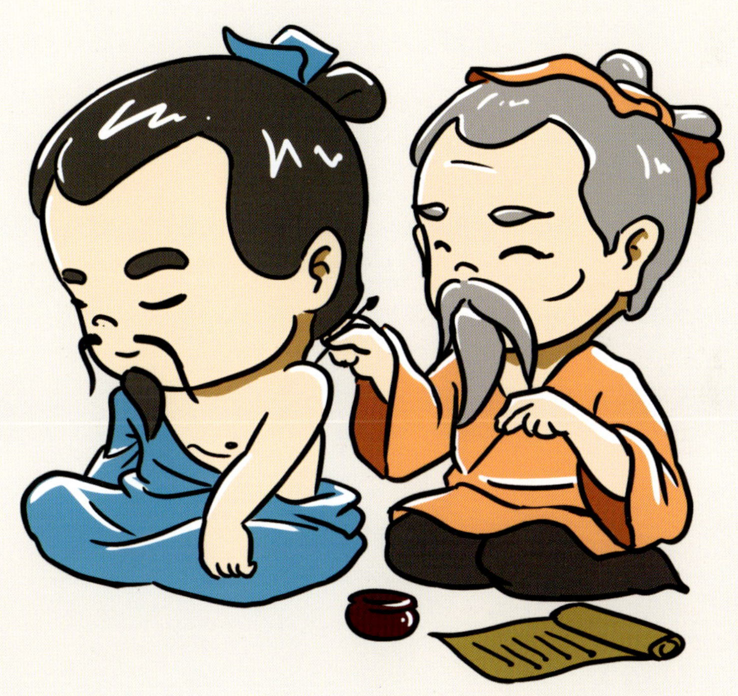

经络、腧穴

现代医学认为人体是由细胞构成的。细胞构成组织，组织构成器官，器官构成系统，而运动、消化、呼吸、泌尿、生殖、内分泌、免疫、神经、循环九大系统构成了人的有机整体。

中医则认为精、气、血、津液是人体的物质基础，是构成人体和维持人体生命活动的基本物质，这些精微物质形成人体的经络、经筋、皮部、肌肉、骨骼及脏腑。经络纵横有序，外络肢节、内联脏腑、中运气血，是有别于现代医学认识的独特生理结构。

下面重点介绍与睡眠密切相关的经络、腧穴及其相关应用，以帮助大家改善睡眠质量。

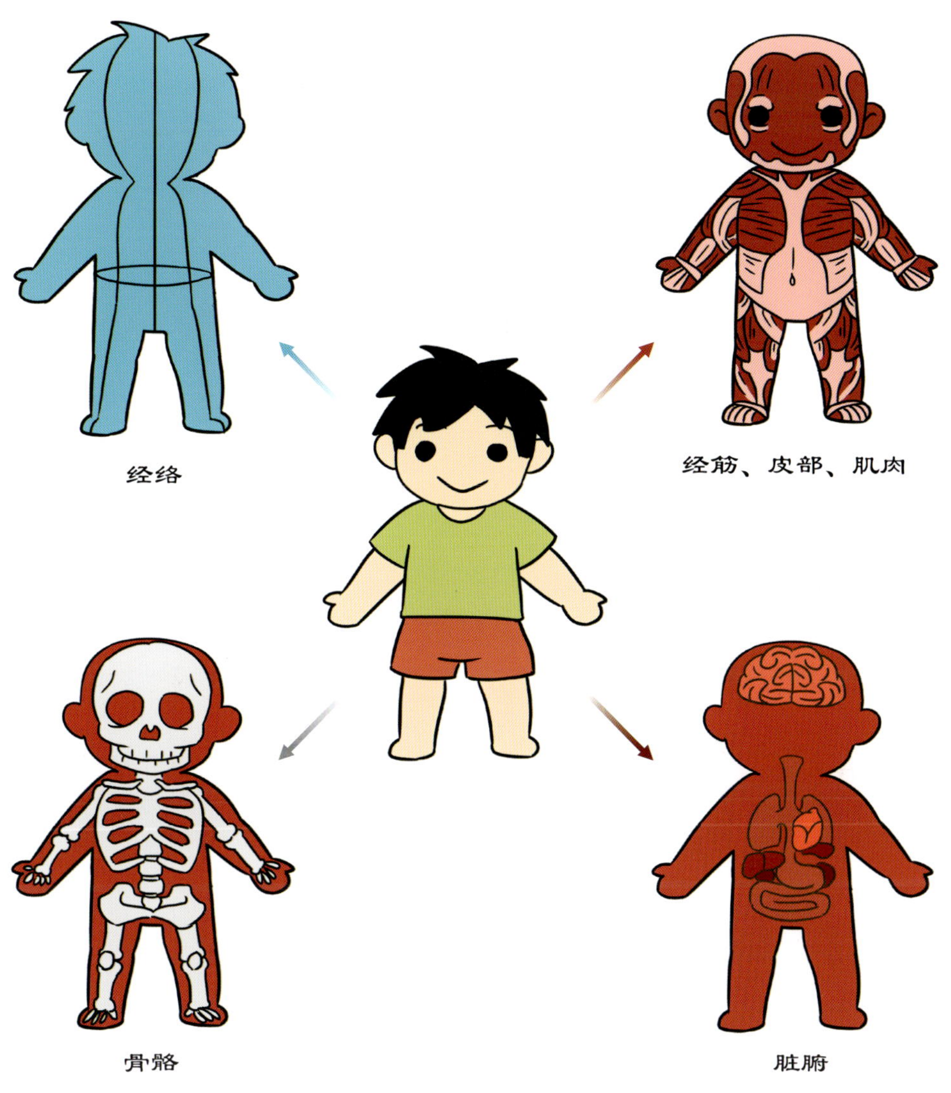

人体结构

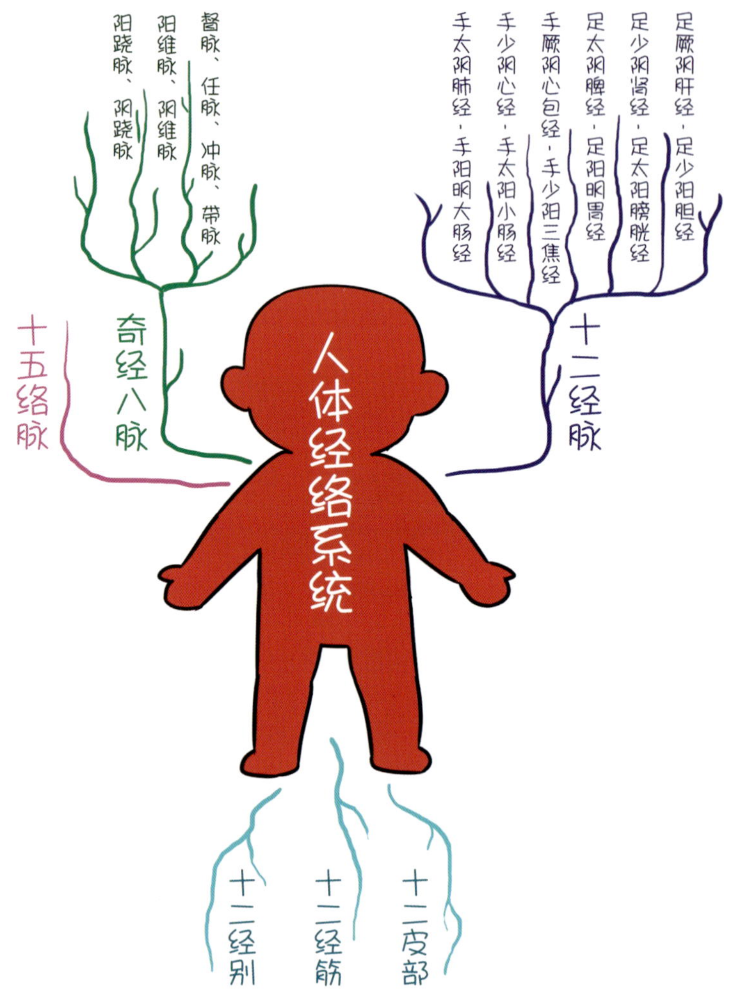

人体经络系统的构成

失眠是人体阴阳失衡、阳不入阴的结果，而督脉、任脉统领人体一身之阴阳，因而“打通任督二脉”是调理睡眠的不二法门。此外，常用于调理睡眠的经络还有心经、肝经、阴跷脉、阳跷脉等，通过相应经络穴位的刺激作用，实则泻，虚则补，或针，或灸，或罐，或推刮揉按，时时调之，可使人体达到阴阳和合的状态，有助于睡眠。

督脉

督脉是人体经脉之一，起于少腹以下，由会阴历长强，循后背正中上行至风府，入属于脑。从字面含义上看，督脉的“督”字，本义为“观察”“审查”，在此有“总督、统帅、正中”的含义。

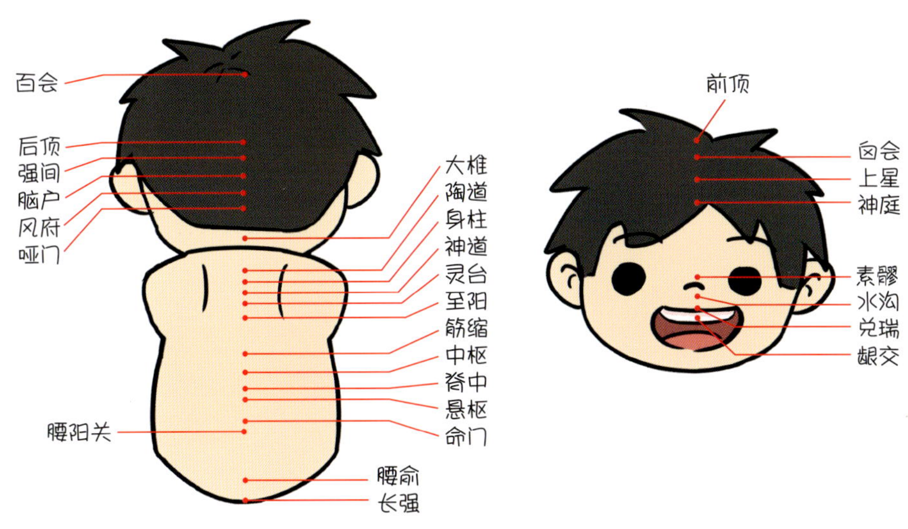

督脉诸穴

从循行路线上看，督脉主干循行在背部中线，背为阳，其脉气与手、足三阳经交会于大椎；与奇经八脉之阳维脉交会于风府、哑门；带脉出于第二腰椎，所以督脉的脉气与各阳经都有联系，对全身阳经气血有统率、督领的作用，古人所说的“总督诸阳”和“阳脉之海”就是这个道理。

督脉是诸阳之会，人体阳气由此宣发，是元气的通道。督脉自下而上，先沿后背上行，再至头项入脑，一方面通过脊柱两侧的足太阳膀胱经背部腧穴加强与五脏六腑的联系，另一方面则与脑紧密联系。

《本草纲目》曰："脑为元神之府。"经脉的气血盛衰与脑功能有密切联系。古人虽囿于客观条件，未清晰地认识到"中枢神经系统"，却认识到脊柱与脑在神志功能中的重要作用，并用督脉的循行和功能进行提示和解读。背为阳，上亦为阳。脊居背部正中为阳位，脑居阳中之阳位。阳主动，诸阳经之气血汇聚于督脉，人体五脏六腑的经气亦汇聚于督脉，为神志功能提供了基础。

督脉的功能很多，可以概括为以下两点。

其一，督脉与手足三阳经及阳维脉等诸阳经相交会，对全身阳经气血有调节作用。

其二，督脉可反映脑髓与肾的功能。督脉入脑络肾，肾主先天而生髓，脑又为髓海，故督脉可反映脑、髓、肾的生理功能和病理变化。肾主生殖，故脊强、厥冷及宫寒不孕、精冷不育等生殖系统疾患与督脉关系重大。脑是人的高级神经中枢，脊髓是低级神经中枢，督脉循行与脊髓分布相关联。所以，督脉与人的神经、精神活动有着非常密切的关系。

人体安静状态时80%的能量将供应大脑，换言之，五脏六腑俱为脑功能的物质和能量"加工厂"，人作为高级动物的特点就在于擅长思维、思考、创造。督脉总督一身之阳的意义就在于加强其与神志、思维功能间的特殊联系。这一认识在督脉的穴位主治规律中有明显体现，督脉诸多穴位被用以治疗癫、狂、痫、癔症、失眠、健忘、晕厥、昏迷、小儿惊风等神经、精神类疾患。

相关腧穴

督脉之百会，位于人体巅顶，《史记·扁鹊仓公列传》称其为“三阳五会”，犹如天之北极星居北，地之世界屋脊百脉朝宗。道家称其为“一身之宗，百神之会”。百神之会，是全身神识的汇聚之地，故名“百会”。

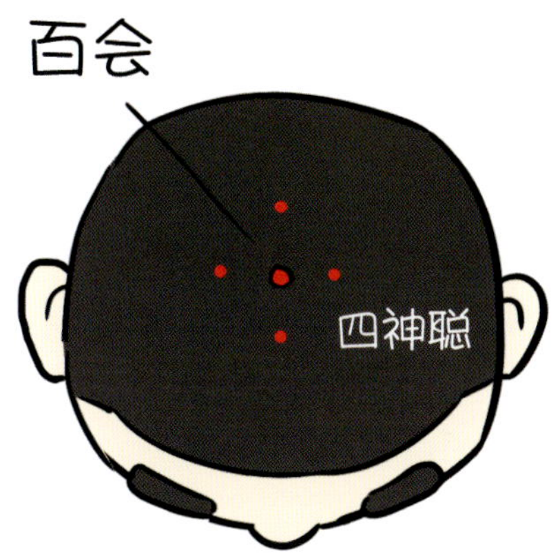

【定位】

百会：取穴时患者坐位或仰卧位，头部前后正中线与耳尖连线的中点即百会。

百会可用于治疗头痛、头晕、失眠、健忘等症状，是健脑调神要穴，在日常操作中常可搭配“四神聪”，即百会的前、后、左、右各旁开1寸处，共有四穴。

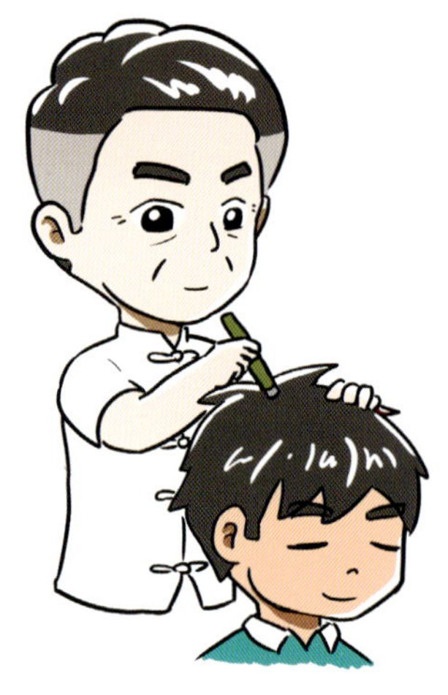

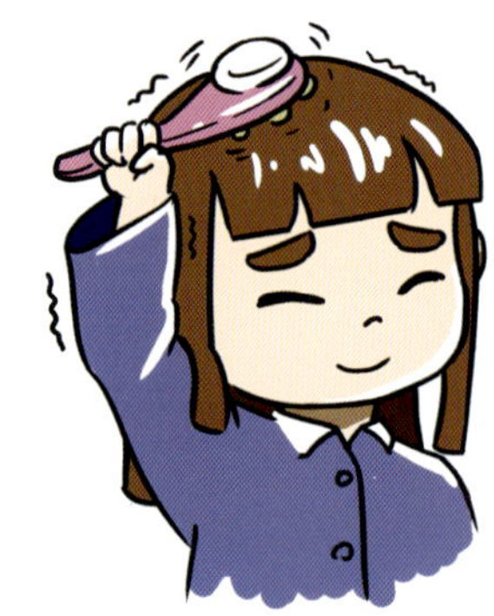

常用的保健方法

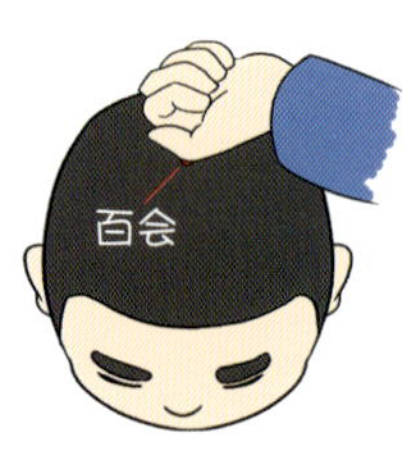

（1）当失眠并有神烦不宁、头目胀痛等实证时，宜用按摩法。

方法一：按摩百会。拇指屈曲，使用拇指关节左右手交替揉按百会，10～15分钟。力度适中。

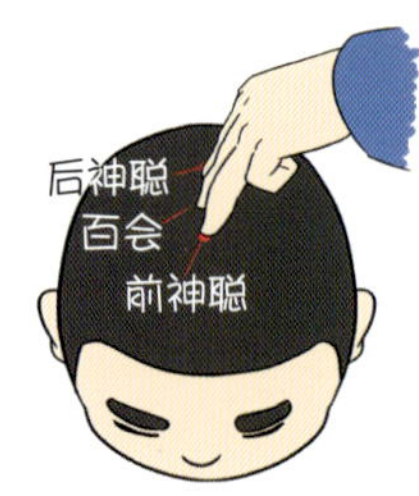

方法二：按摩四神聪、百会。食、中、无名指分立于前、后神聪及百会，再以三指分立于左、右神聪及百会，揉按。力度适中，以有微微酸胀感为度。每次每方向10～15分钟。

以上方法睡前操作或每日多次操作，可达到安神定志、醒神益智、通窍止痛的功效。

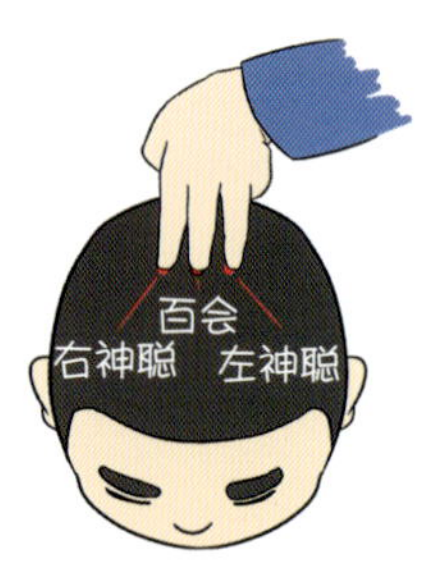

（2）当失眠并有气短乏力、昏聩、健忘等虚证时，可艾灸百会以助升发阳气。

方法：灸百会。以艾条灸百会10～15分钟，灸宜适量，以防火气上壅。

任脉

任脉，同督脉均起于少腹以下，下出会阴，向上循阴毛部上腹内，经关元穴，上行到达咽喉部。“任”之含义，“妊也”，与人体生殖功能密切相关，是人之生养之本，“女子得之以任养也”，“主胞胎”。

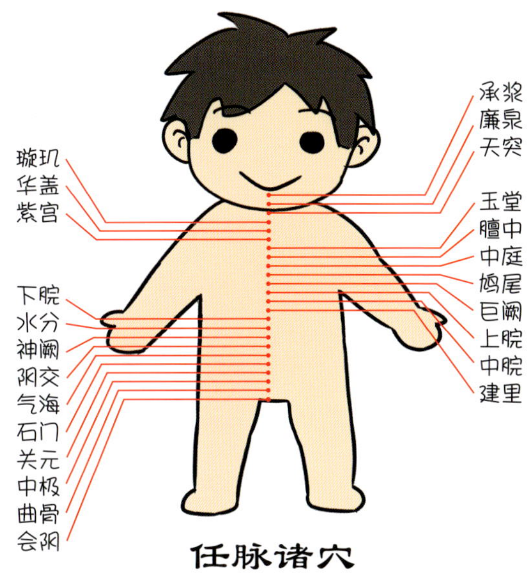

任脉诸穴

从循行上看，任脉主要循行于腹，腹为阴。手足三阴经、阴维脉均与其直接或间接相交会，因此任脉统任诸阴，为“阴脉之海”，总揽全身阴经，总调阴经气血。此外任脉腧穴可以治疗脐腹、胃脘、胸、颈、咽喉、头面等局部及相应脏腑疾患，部分腧穴有强身健体功效，少数腧穴可治疗神志病。

任督二脉同起于胞中，一行腹前一行脊后，在面部口唇周围相合。任脉行腹前，任主人体之精微物质，强调生殖功能；督脉行背后，督一身之阳气功能，强调神志功能。任督二脉一主阴，一主阳，协调统一达到阴平阳秘，是人体基本生理诉求和思维创造能力之间的协调统一，是物质与功能的协调统一。

相关腧穴

任脉之中脘，位于腹部。“中”是相对于上脘、下脘二穴而为中也，应胃中。“脘”，空腔也。《难经》云“胃会太仓”，太仓为古之纳谷之器，所以中脘可治胃疾。“胃不和则卧不安”，诸多消化疾病如消化性溃疡、胃食管反流病等均可引起严重睡眠障碍，如此就该从胃治之，胃和则眠安。

如失眠在饮食不节、饱食后出现，伴胃胀、胃痛、胃脘壅滞症状，或打嗝、嗳气、平卧后反酸烧心等不适，可以选任脉中脘，搭配足阳明胃经的足三里及经外奇穴印堂。

“足三里”之“里”者，“理”也，古“理”与“里”相通，“三里”统指腹部上、中、下三部，因穴位在下肢，故以“足三里”名之，所以足三里是治疗腹痛的要穴，常有“肚腹三里留”的经验之说。“印堂”是经外奇穴，位于人体面额部正中线督脉上，印堂有调和阴阳、畅达气机、安神益智、定惊息风、通窍止痛等作用。中脘、足三里可和胃止痛，配以印堂则可安神定志，用以治疗因胃疾引起的睡眠障碍，效果较好。

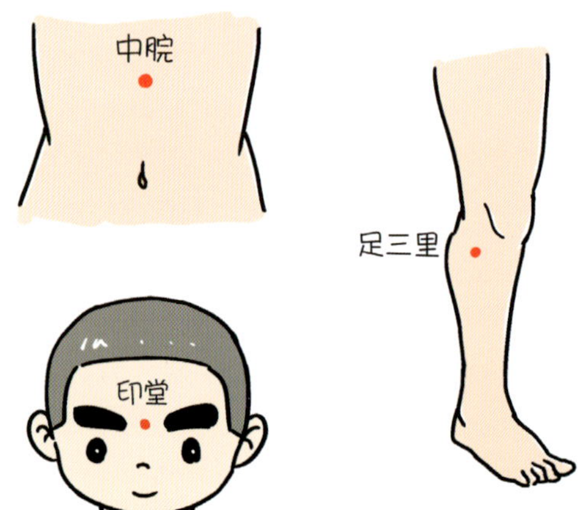

【定位】

中脘：位于脐上4寸、肚脐与剑突连线中点。

足三里：在小腿前外侧，当外膝眼下3寸，距胫骨前缘一横指（中指）。

印堂：在额部，两眉头连线的中点。

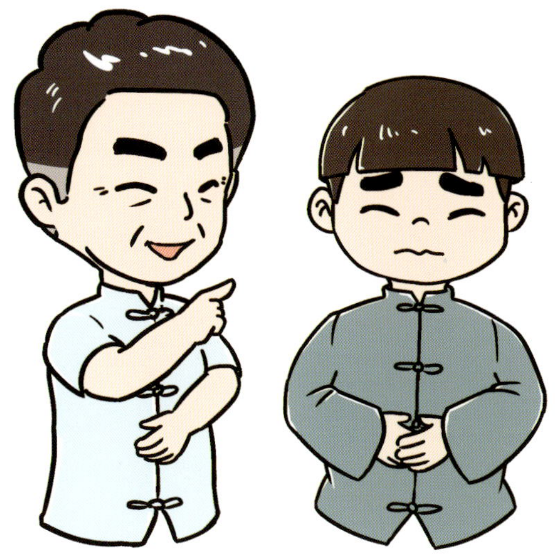

常用的保健方法

（1）当失眠并有胃胀、胃痛、嗳气、反酸、呕吐、便秘等消化不良症状时，可予穴位按摩，配合拔罐、刮痧等疗法，取穴中脘、足三里以健胃消食、行气通便，配合印堂以安神定志。

方法一：按摩足三里、中脘，两拇指分别置于双侧足三里处，揉按5～10分钟。以掌心或掌根置于中脘上，顺时针按揉5～10分钟。或用双手的食指、中指四根手指，并拢点到中脘上，用力向下点，力度以自己能够承受为准，坚持10秒钟，松开，然后再点，再松开，直到症状减轻。再以拇指或中指点按、揉按印堂5～10分钟，每日1次。

方法二：拔罐法，中脘穴用气罐留罐10～15分钟，隔天1次。

方法三：刮痧法，用角刮法刮拭中脘，以出痧为度，隔天1次。

（2）当失眠并有不耐生冷、稍食即满，伴大便溏烂、畏寒时，可予艾灸法。

灸中脘、足三里：用艾条温和灸中脘、双侧足三里，15～20分钟均可，每日1次。

跷脉

跷脉分阴跷脉与阳跷脉，属于奇经八脉，“跷”，原意是“举足行高”，与活动功能有关，尤其是与下肢运动密切相关，有活动敏捷之义。

作为奇经八脉之两脉，跷脉有“司目之开阖”的作用，也就是说跷脉与人的睡眠关系密切，只有跷脉功能正常，人们才能保持“昼精夜瞑”。

此外，阴跷脉循行于阴面，经下肢内侧上行，阳跷脉循行于阳面，经下肢外侧上行，左右相对各一，可主一身左右之阴阳，主治下肢拘急，是人行走之机要，动足之所由。

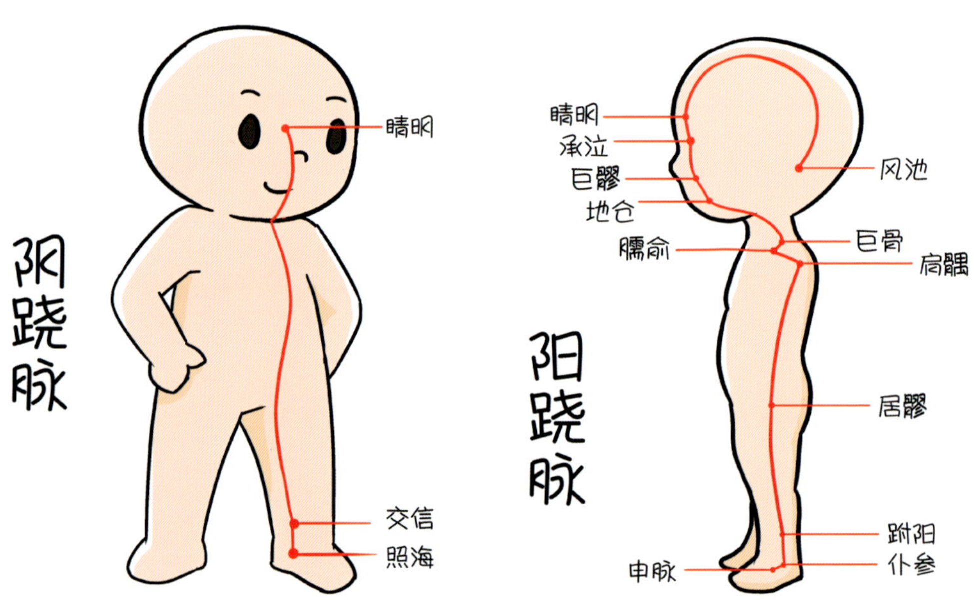

跷脉的交会穴

相关腧穴

阳跷脉、阴跷脉是足太阳膀胱经和足少阴肾经的分支，其中足太阳膀胱经的申脉交通阳跷脉，足少阴肾经的照海交通阴跷脉。

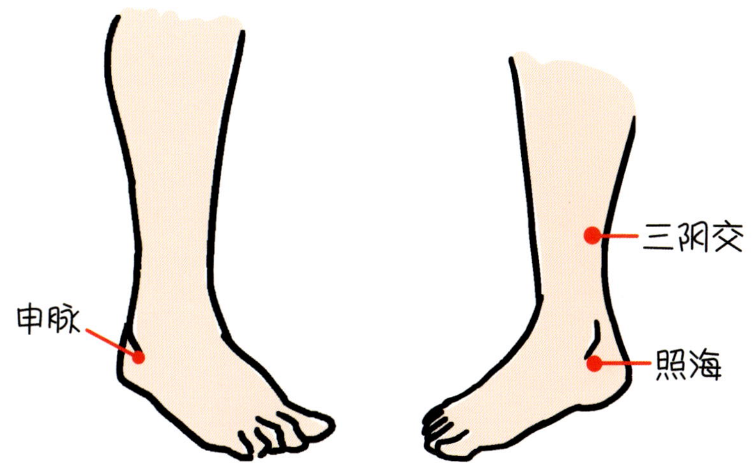

《灵枢·脉度》言：**“跷脉者……气并相还则为濡目，气不荣则目不合。”**

阴跷脉、阳跷脉交会于目内眦，阴阳气相并，能共同濡养眼目。阳跷脉气盛则瞋目，表现为精神振作，目开而不欲眠；阴跷脉气盛则瞑目，表现为精神委顿，目合而昏欲睡。

日常保健中常以申脉、照海搭配三阴交。三阴交是足少阴肾经、足太阴脾经、足厥阴肝经三阴经交会之处，顾名思义，可一穴治三经三脏。该穴应用广泛，既可健脾益血，也可调肝补肾，同时有安神之效，故常应用于睡眠障碍的治疗中。

【定位】

申脉：外踝尖直下，外踝下缘与跟骨之间的凹陷中。

照海：内踝尖下1寸，内踝下缘凹陷中。

三阴交：在小腿内侧，当足内踝尖上3寸，胫骨内侧缘后方。

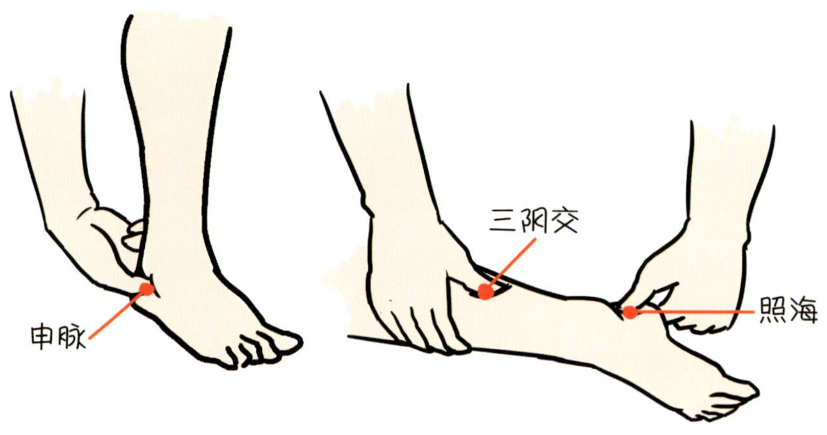

常用的保健方法

（1）当失眠以夜间入睡困难为主时，可于睡前以双手拇指按揉双侧照海及三阴交，每次5～10分钟。

（2）当失眠影响白日作息，出现日间困顿时，可揉按双侧申脉及三阴交，每次5～10分钟，有调和阴阳的效果。

手少阴心经

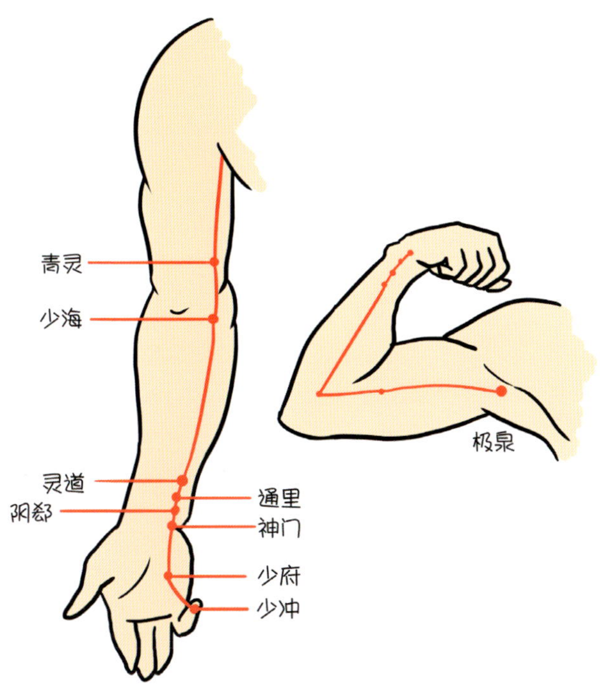

手少阴心经诸穴

手少阴心经起于心中，循上肢内侧后缘，止于小指桡侧，其经脉内属于心，因此和心有密切关系，是主宰神志的重要经脉。

中医理论认为，心主神明，乃“君主之官”，“神”可理解为“神志、精神”，心神被扰，则心神不宁、神志失常，可出现心烦、心悸、难入睡、多梦等病症。

中医认为“心主神”，失眠从中医角度说就是“心神不守”，通俗来讲就是晚上人之心神本该回屋里了，但它一直躁动不安，还在外游荡，人就睡不着了。

传统中医学的认识里，十二经脉对应一日之十二时辰，始于肺经而终于肝经，分别对应寅时至丑时，按序流注，循环无端。

而手少阴心经每日午时（11时至13时）当令，这时人体的阳气最为旺盛，然后开始向阴转化，阳气渐衰而阴气始盛。所以中医认为午时不宜剧烈运动，要顺应人体阴阳变化，适当休息，这对于养心大有裨益。但午睡亦不宜过长，否则容易引起晚上失眠，午睡建议不超过1个小时。午睡醒后可适当活动一下身体，以疏通周身气血，增强脏腑功能。

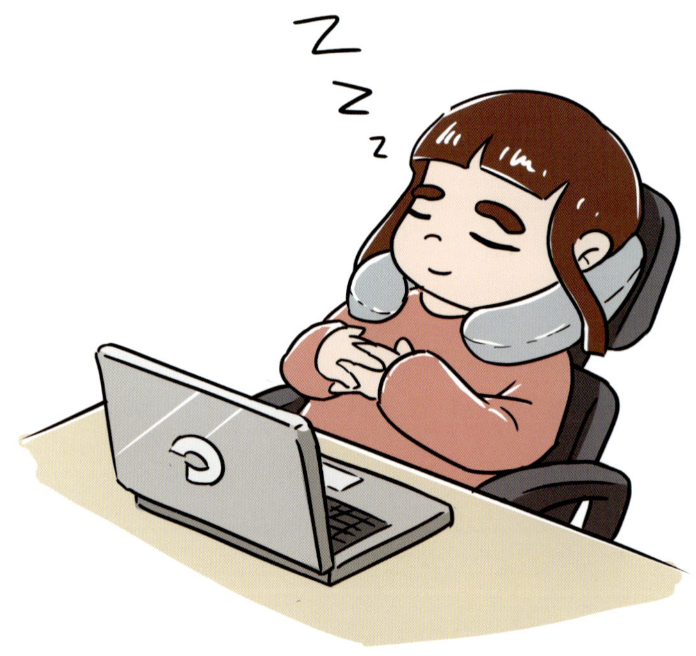

相关腧穴

中医理论认为，心包与心本同一体，其气相通，心包为心之外膜，是“心之宫城”，心包络为膜外气血通行的道路，心包络是心脏所主的经脉。心包常代心行令，代心受邪，故亦名为“心主”。日常保健常两经同用。

【定位】

神门：位于腕部，腕掌侧横纹尺侧端，尺侧腕屈肌腱的桡侧凹陷处。

内关：位于前臂正中，腕横纹上2寸，在桡侧腕屈肌腱同掌长肌腱之间。

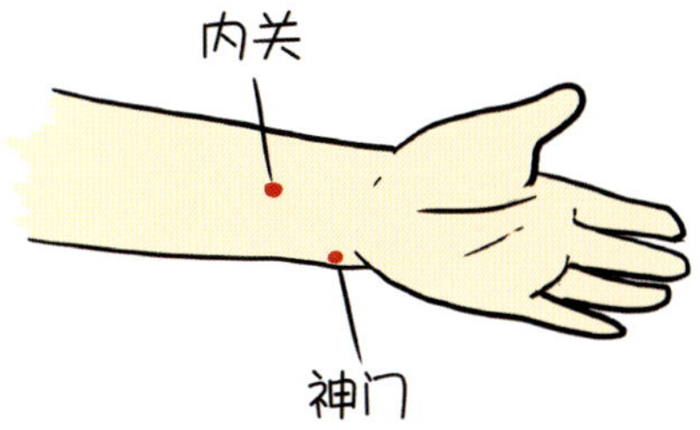

常用的保健方法

失眠伴有心悸、心烦时，可用经络拍打法或穴位按摩法。

方法一：经络拍打法。左臂伸展，掌心向上，右手并指，手腕带动手指掌面拍打左手臂内侧（手少阴心经、手厥阴心包经的循行部位），左右前臂交替进行，每次5～10分钟，每日1次。

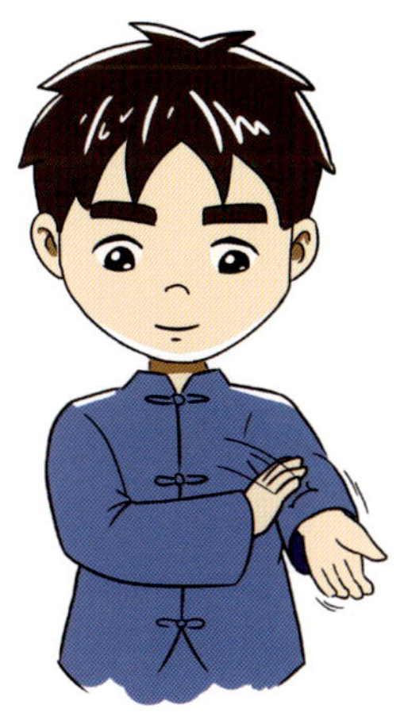

方法二：穴位按摩法。以拇指揉按或点按双侧神门、内关，以感觉舒适为度，每次5～10分钟，每日1次。

足厥阴肝经

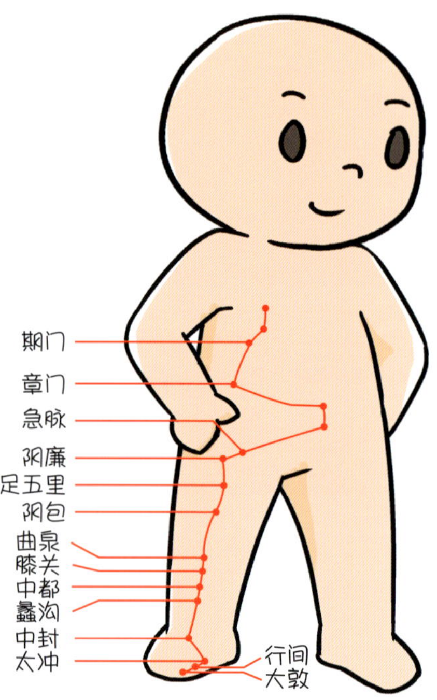

足厥阴肝经诸穴

足厥阴肝经起自足大趾外侧端，循内踝前沿小腿内侧向上行至股膝内侧正中，环阴器上胁肋，止于乳下第六肋间，从肝贯膈交足少阳胆经。

中医认为肝是“罢极之本，魂之居也”，《灵枢·本神》谓“随神往来者谓之魂”。魂，即随心神活动所做的思维意识活动，魂之为言，如梦寐恍惚，如变幻游行之境。而肝主藏血，意识活动需受血之濡养，如肝血虚可出现梦游、梦呓或幻视幻觉等所谓魂不附体的病症。“肝， 悲哀动中则伤魂，魂伤则狂忘不精，不精则不正”，故情志因素亦可伤及肝藏之魂，出现神志失常症状。

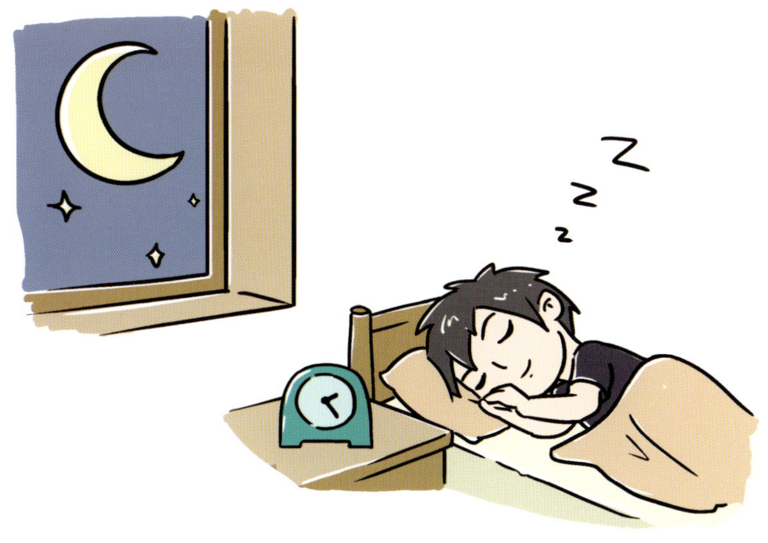

足厥阴肝经流注时辰为丑时（凌晨1时至3时），丑时静卧在床并保证充足睡眠，能使肝脏得到充分休养。现代医学认为肝是参与解毒、代谢的重要脏器，因此避免熬夜、平素忌吸烟酗酒、适当运动是行之有效的养肝之法。

《导引本经》载："肝以眼为穴，人眠则血归肝，眼受之而能视也。夫眠乃无名惑复之火，不可纵之使眠，亦不可不眠。若胆虚寒不眠，则精神困倦，志虑不安；肝实热眠过多，则慧镜生尘，善根埋灭，皆非调肝胆，伏睡魔之道也。举其要而言，勿嗔怒，勿昼寝，睡其形而不睡其神是也。盖睡之精，乃身之灵，人能少睡，则主翁惺惺，智识明净，不惟神气清爽，梦寐亦安也，若贪眠则心中血潮，元神离舍，不惟云掩性天，神亦随境昏迷。"

"肝胆相照"是我们非常熟悉的日常用语，中医里也讲究"肝胆相照"，此处"肝"与"胆"互为表里，胆虚、肝实均可引起睡眠障碍。中医认为，肝主疏泄，积极调适躁怒情绪，移情易性，可使肝气条达。其次，寤寐有时，顺应四时阴阳变化，昼不贪寝，夜卧能寐，避免昼夜颠倒的不良起居习惯尤为重要。

相关腧穴

肝经与胆经一荣俱荣，一损俱损。两经相互影响，一旦为病常引发情绪焦虑、抑郁或烦躁，昼不能安，夜不能寐。时常拍打肝经、胆经可达到疏肝利胆、通畅全身气机的功效。肝经的期门及胆经的日月位于胁肋部，对其施用掌擦法，可达到宽胸理气的效果。肝经的太冲，则有导气下行、清泻肝火的作用。

此外可配合经外奇穴“安眠”进行自我保健。安眠，顾名思义，即安神助眠的经验用穴，可单用，也可搭配其他经络穴位使用。

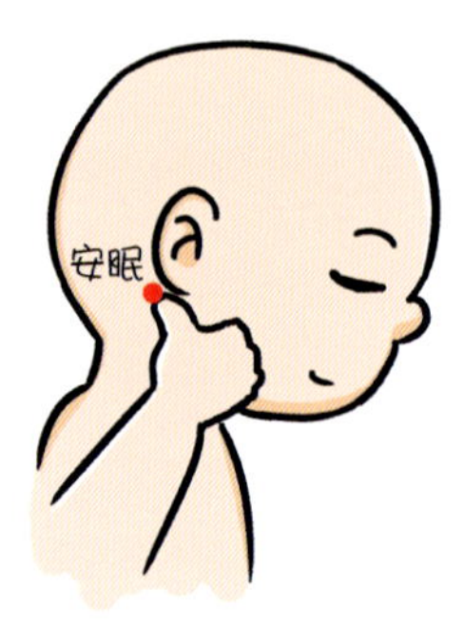

【定位】

期门：在胸部，锁骨中线上，前正中线旁开4寸，男性沿乳头向下推两个肋间隙（第六肋间隙），女性则在锁骨中线的第六肋间隙处。

日月：乳头直下，第七肋间隙，前正中线旁开4寸。

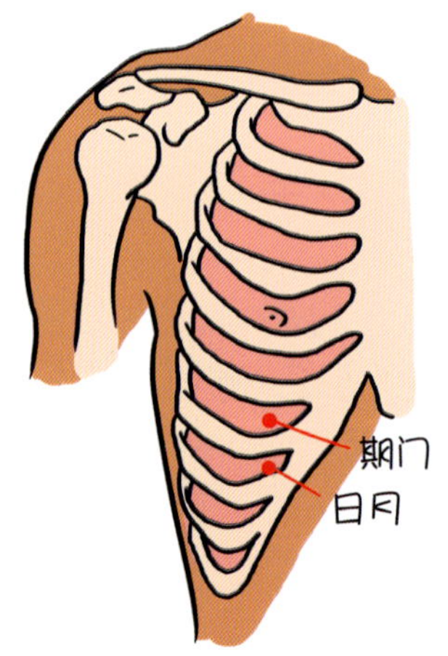

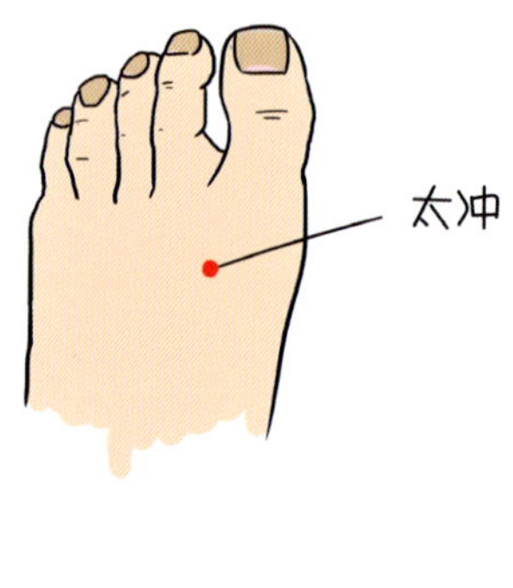

安眠：俯卧位或侧卧位，安眠位于项部，当翳风和风池连线的中点。（翳风：在耳垂后，当乳突与下颌骨之间凹陷处。风池：在项部，当枕骨之下，与风府相平，胸锁乳突肌与斜方肌上端之间的凹陷处。）

太冲：在足背部，位于足背第一、二跖骨间，跖骨底结合部前方凹陷中，或可触及动脉搏动，正坐或仰卧取穴。

常用的保健方法

当失眠伴心烦易怒、情绪紧张焦虑、多梦等症状时，可予胁肋部擦法、穴位按摩法。

方法一：胁肋部擦法。两掌心相对，互搓至微热，分置于左右胁肋处，以掌心覆盖日月、期门两穴，沿胁肋方向行来回擦。

方法二：穴位按摩法。①双手的食指、中指四指并拢，在期门、日月两穴位上揉按，力度以自己能够承受为度，每次5～10分钟，左右两侧轮流操作。②以中指指端点按或揉按双侧安眠，每次5～10分钟。③双手拇指指面置于太冲处揉按，力度以自己能够承受为度，每次5～10分钟，左右两侧轮流操作。

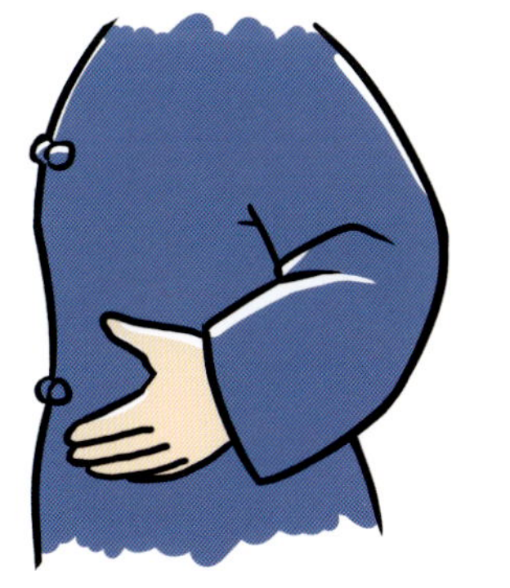

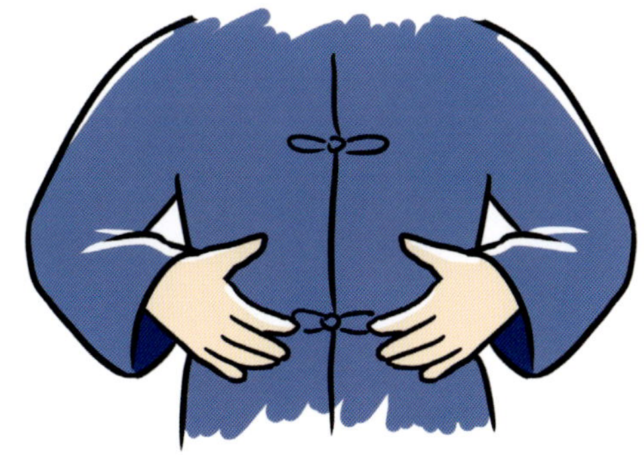

外治方法

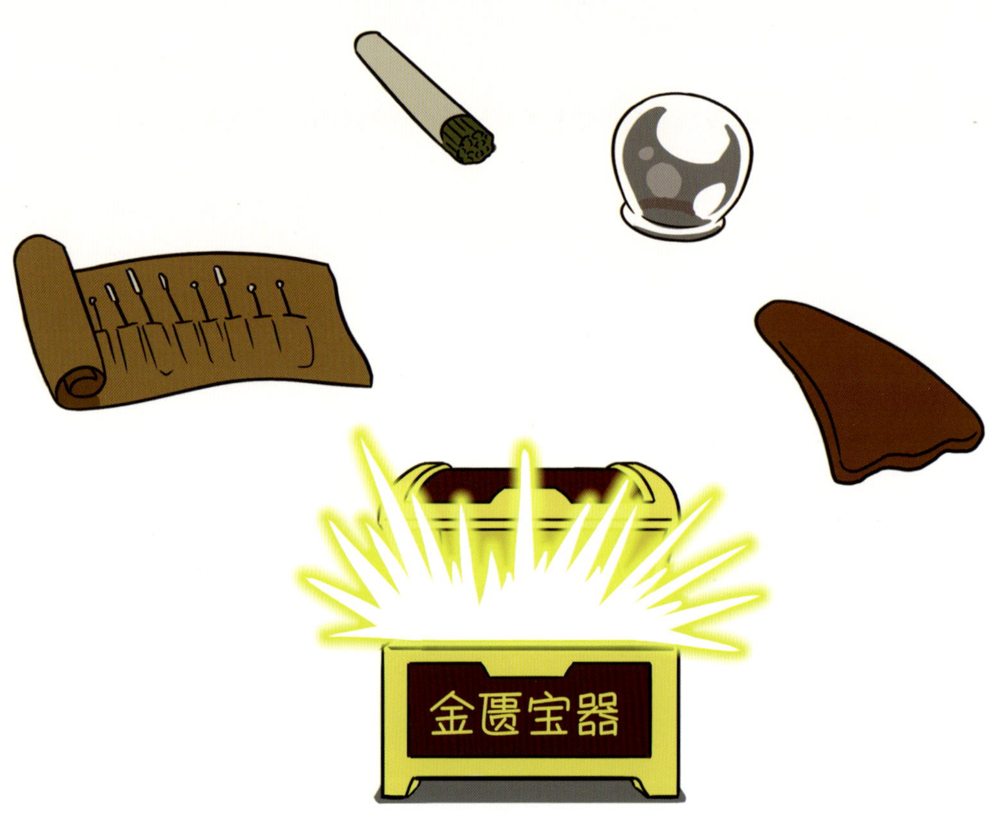

针刺

针刺疗法是中医最具特色的治疗方法之一，既是一门技术，也是一门独立学科，我们常说的“针灸”，实际上包括针刺和艾灸，两者在各自学科领域均有深入发展。针刺疗法具有适应性广、疗效明显、经济安全等优点。针刺之法以不同类型的针具刺激经络腧穴以疏通血气、调节脏腑，通过调动人体自身抗病能力以祛除病邪。

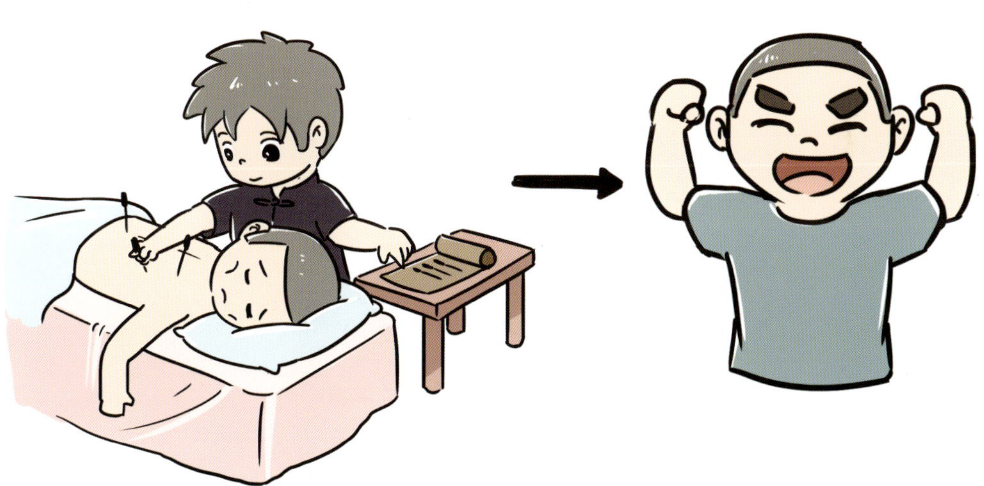

现代针刺技术发展较快，除传统毫针技术外，微针体系的发展（如头针、耳针、舌针、颊针、眼针、项针、腹针、手针、足针、腕踝针等）、不同理论指导下的多种特色针法（如火针、浮针、岐黄针、梅花针、小针刀等）极大丰富了针刺技术的内涵，并被很好地广泛应用于临床。失眠是针刺疗法的优势适应证，医者通过辨证施针，以及多种针灸技术的灵活应用、针药结合的施治可为广大失眠患者解决睡眠难题。

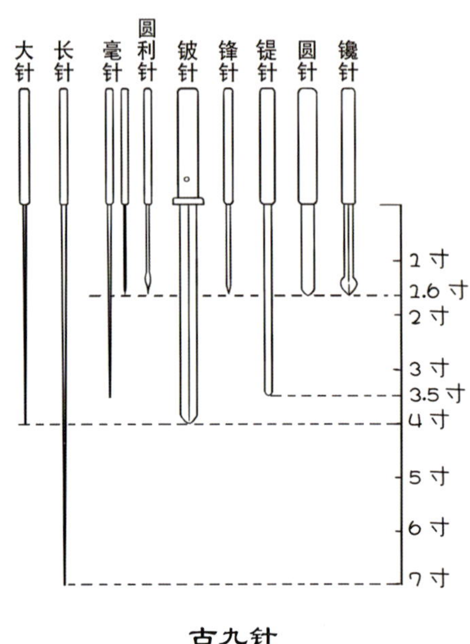

古九针

传统针灸与现代科学技术相结合产生了多种现代针灸仪器设备，如电针仪、电磁疗机、激光针灸仪等，这些仪器设备具有操作规范、可定性定量、安全有效的特点，有一定的推广应用前景。

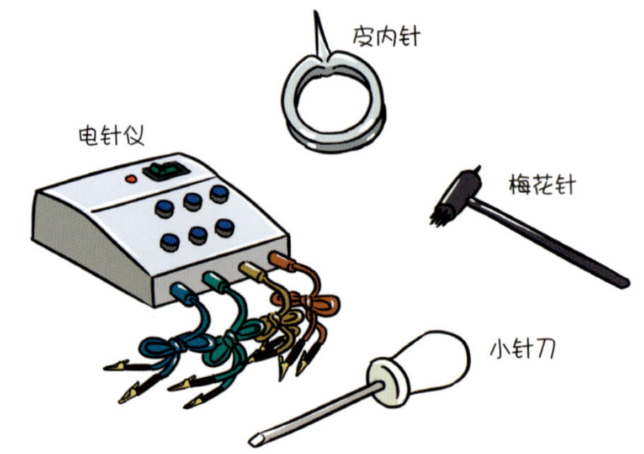

灸法

灸，灼烧也。灸法是借灸火的热力和药物的作用，对腧穴或病变部位进行烧灼、温熨，以达到防治疾病目的的一种方法。“针所不为，灸之所宜”，这一方面是人体与疾病的状态所决定的，另一方面也是因为针刺操作往往需要专业的技术培训，而灸治作为一门外治法更容易在广大群众中推广使用。针与灸，常相互为用，相互补充，相辅相成。

灸法具有温经散寒、扶阳固脱、消瘀散结、防病保健的作用，临床上广泛应用于寒证、痛证、瘀血证、虚证、脱证等。灸法还具有防病保健、延年益寿的作用，古人称之为“逆灸”，今人称之为“保健灸”——“若要安，三里莫要干”，说明常灸强壮补虚要穴能强身健体，抵御外邪。

现代人常见的“亚健康”状态，表现为疲倦、乏力、兴趣低下、失眠、胃肠功能紊乱等，在中医理论指导下正确施以灸治，可有效缓解上述症状，实现亚健康的家庭治疗、自我调治。

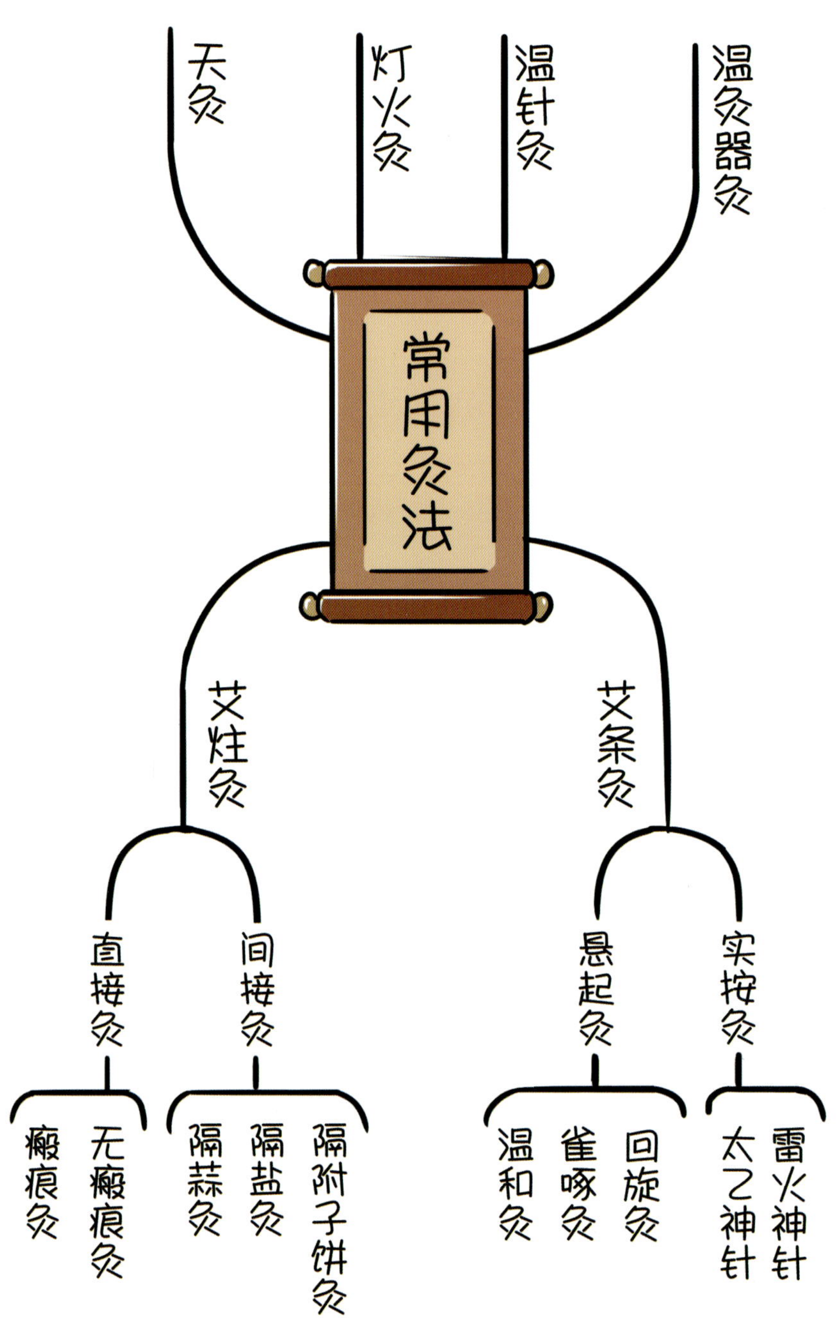
天灸
灯火灸
温针灸
温灸器灸
常用灸法
艾炷灸
艾条灸
直接灸
间接灸
悬起灸
实按灸
瘢痕灸
无瘢痕灸
隔蒜灸
隔盐灸
隔附子饼灸
温和灸
雀啄灸
回旋灸
太乙神针
雷火神针

刮痧

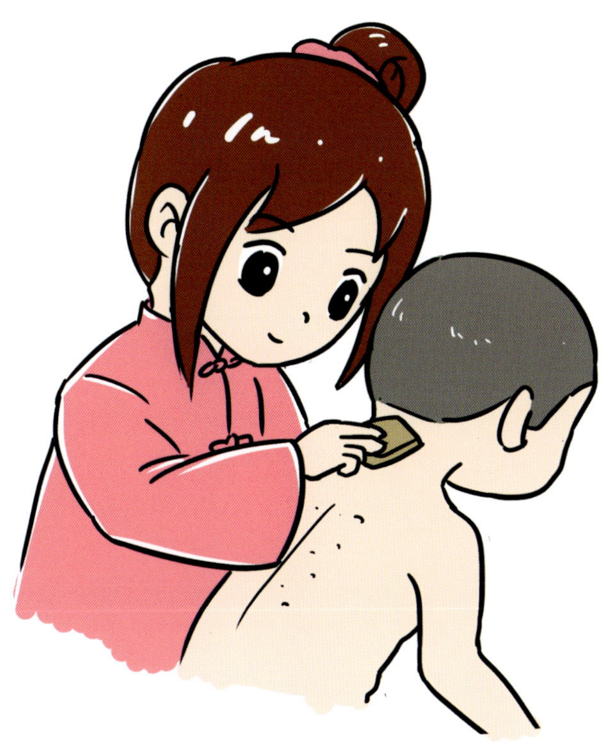

刮痧疗法是以中医经络皮部理论为指导，通过特制的刮痧器具和手法，蘸取一定介质，在体表进行反复刮动、摩擦以治疗疾病的方法，具有很好的可操作性及安全有效性，适合医疗及家庭保健。

刮痧疗法通过对十二皮部的良性刺激，达到疏通经络、行气活血的作用，可使脏腑秽浊之气由里透表，宣通气血，舒筋活络，逐邪外出。出痧过程可刺激血管神经，使局部组织高度充血，血管扩张，血液及淋巴液循环增快，免疫系统的吞噬作用及转运能力加强，从而加速体内废物、毒素的清理，还有明显的退热镇痛作用，适用于亚健康、慢性疲劳综合征、痛证等的防治。

对于失眠患者，刮痧治疗可起到舒筋活络、改善气血循环的作用，让人身心放松，更加容易入睡。

操作时需要充分暴露刮拭部位，在皮肤均匀涂抹刮痧油等介质，根据不同刮拭部位挑选合适的刮痧板。刮拭顺序一般是先头面后手足、先腰背后胸腹、先上肢后下肢，每次选3～5个部位，可循经络或肌肉走向刮拭，痛点及穴位反应点可重点刮拭，操作时要用力均匀，力度由轻到重，以患者能耐受为度。刮拭至皮肤出现潮红、紫红色等变化，或出现丘疹样斑点、条索状斑块等形态变化时，是为“出痧”。

常先刮拭背部督脉和膀胱经循行路线，以振奋一身阳气、调整脏腑功能、增强抗病能力，再根据病情刮拭重点腧穴或阿是穴，可取得更好的疗效。刮拭后要注意保暖，酌饮温开水，以助机体排毒祛邪，两次刮痧之间宜间隔3～6天，应避免在同一部位反复操作。

拔罐

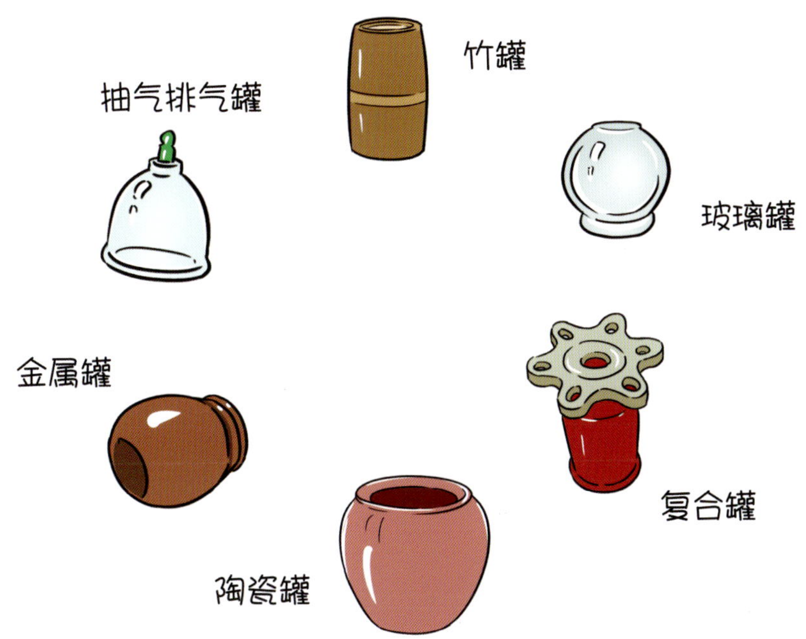

拔罐，也称吸筒疗法，古称“角法”，是一种以罐为工具，利用燃烧、抽吸、蒸煮等方法，造成罐内负压，使罐吸附于腧穴或体表一定部位，造成局部皮肤充血甚至瘀血，以调整机体功能，达到防治疾病的目的。

现代常用的罐具包括玻璃罐、竹罐、金属罐、陶瓷罐、抽气排气罐、复合罐等，操作方法也有改进和发展（常用的包括闪罐、留罐、游走罐、刺络拔罐等），治疗范围逐渐扩大，成为常用的医疗和家庭保健方法。

拔罐疗法具有开泄腠理、祛风散寒、通经活络、行气活血、祛瘀生新、消肿止痛等作用。

拔罐产生的负压作用于经络穴位上，可使局部病理产物通过皮肤毛孔排出体外，从而使经络气血畅通，作用于背部膀胱经的背俞穴上能起到调节相应脏腑功能的作用。

操作时要注意选取舒适体位和肌肉相对丰满部位，避开瘢痕、毛发浓密及骨骼明显处以免罐体脱落。注意防止明火烫伤。一般留罐5～10分钟，避免久留罐出现水疱及皮肤损害。

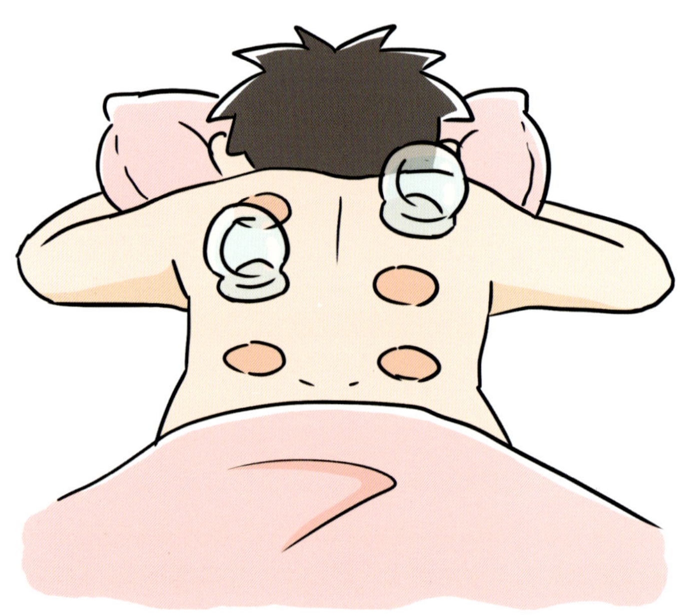

耳穴压豆

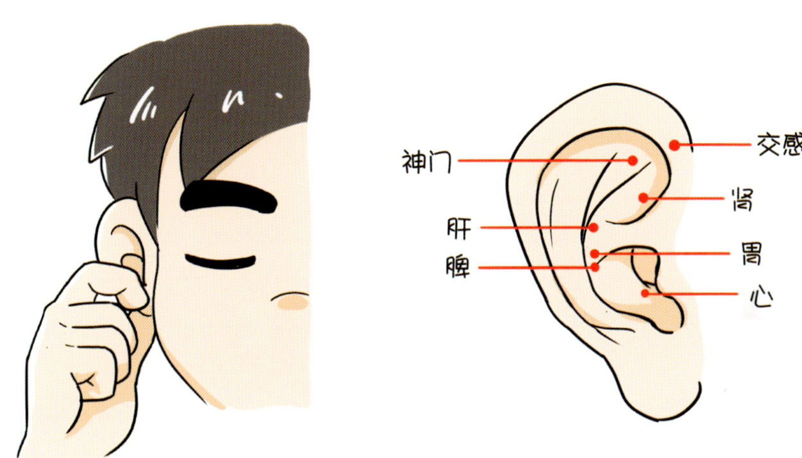

失眠常用耳穴图示

耳穴是指分布在耳廓上的一些特定区域，这些区域常是躯体或脏器的对应反射区。耳穴疗法是采用针刺或其他方法刺激耳部特定区域，以防治疾病的一类方法。其中，耳穴压豆使用丸状物贴压耳穴，此法无创，且能持续刺激穴位，疼痛轻微，无副作用，是日常保健常用的方法。

操作时耳廓需常规消毒，医者夹取耳穴压丸贴片，在特定区域贴压并适度揉按，可留置3～5天，根据病情可每日自我定时按压。压丸材料多为王不留行籽、油菜籽、小米等表面光滑、大小和硬度适宜、易于获取的丸状物，目前广泛使用的是王不留行籽和磁珠。刺激强度视个体差异而定，一般儿童、年老体弱者、神经衰弱者、孕妇等用轻刺激法，急性疼痛宜用强刺激法。对于失眠患者，可贴按神门、交感、皮质下、心、肝、耳背心等穴位。实证、热证者可予耳穴刺血法。

推拿

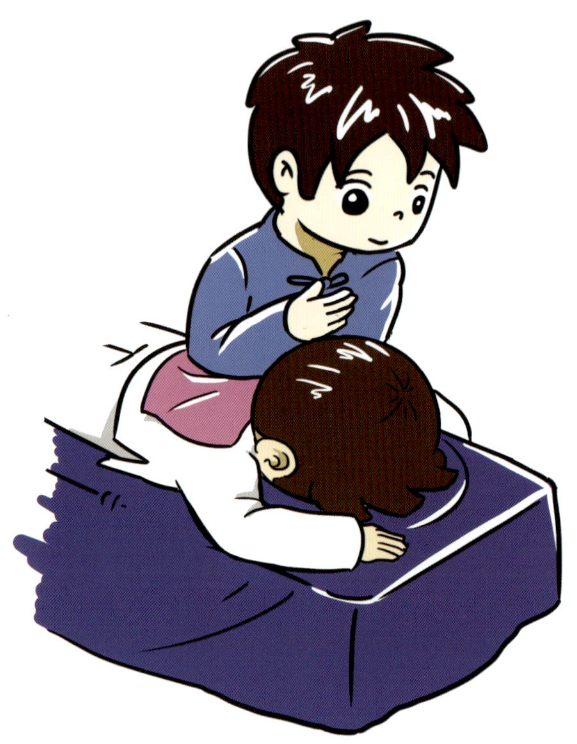

推拿，古称“按摩”“按蹻”等，是在中医理论指导下运用推拿手法或借助一定推拿工具，作用于人体体表特定部位或穴位以防治疾病的一种治疗方法，亦属于中医外治法范畴。

推拿治疗具有疏通经络、行气活血、调整脏腑、理筋散结、正骨复位的功效，其以舒适的治疗体验、非药物、无创和良好的疗效受到广大群众的热爱及推崇。专业的推拿治疗须由医者进行操作，日常自我保健时可在经络及穴位上施以揉按、推法、擦法、点法、拍法等。

中药内服

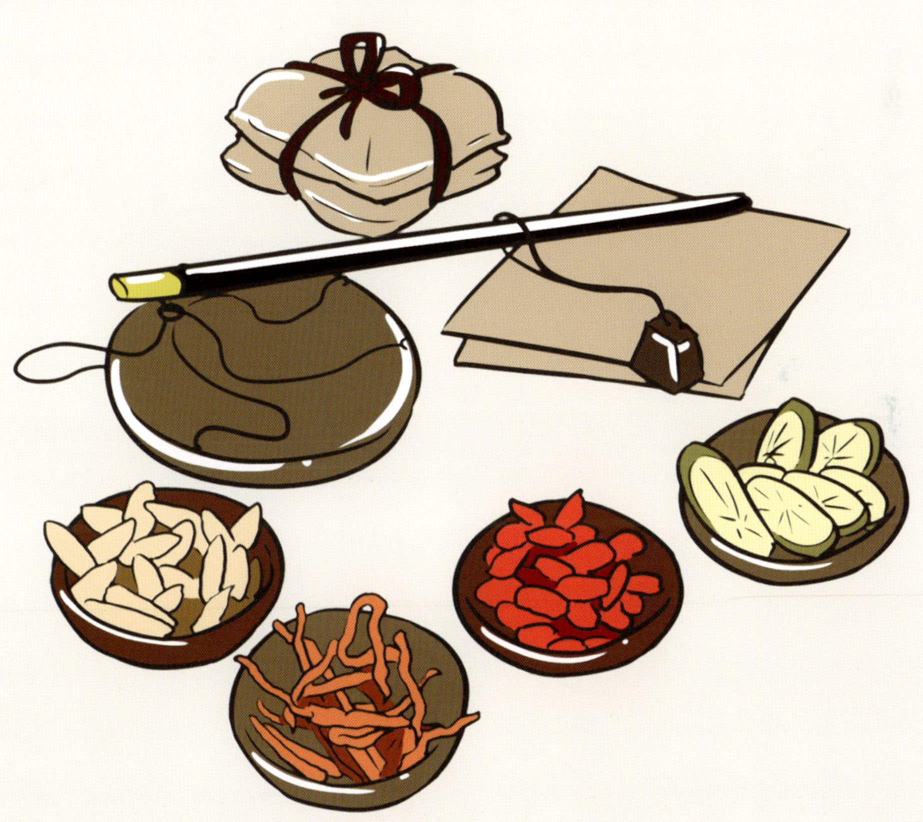

助眠中药

中医在治疗失眠时，需要辨证施治，根据不同的证型使用相应的方剂，并不局限于某方、某药，但有些中药的安神助眠作用较为突出，是治疗失眠常用的药味，因此举例介绍如下。

茯神

茯神是多孔菌科植物茯苓抱有松根的菌核，多寄生于马尾松或段木上。也就是说，茯神是茯苓中抱有松根的中心部分，与心相应，故推测茯神能安神。而事实上，茯神确有安神作用。

茯神味甘、淡，性平，归心、脾经，有宁心安神的功效。其最早记载见于《名医别录》："茯神……主辟不祥，治风眩，风虚，五劳，七伤，口干，止惊悸，多恚怒，善忘，开心益智，安魂魄，养精神。"茯神专用于心神不安、惊悸、健忘等病症，是临床治疗失眠的常用中药。

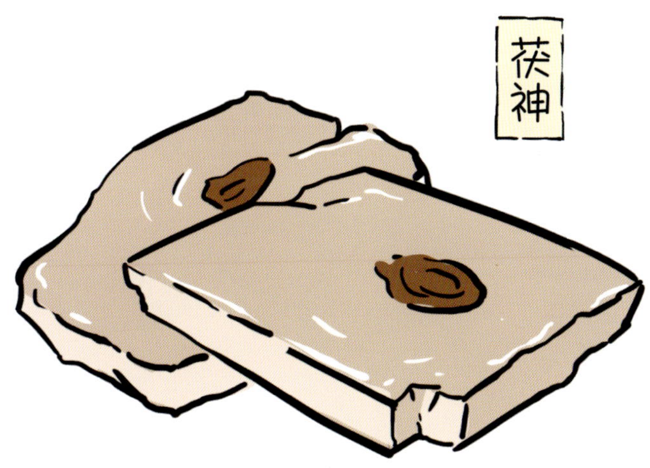

酸枣仁

酸枣仁是鼠李科植物酸枣的成熟种子，别名枣仁，其味甘、酸，性平，归心、肝、胆经，能养心益肝、安神、敛汗，主治心悸失眠、体虚多汗。

元代名医朱丹溪说："血不归脾而睡卧不宁者，宜用此大补心脾，则血归脾而五脏安和，睡卧自宁。"酸枣仁是治疗肝脾两虚、肝血不藏而致失眠的常用中药。要注意的是，酸枣仁治疗失眠宜炒用，炒香后可补肝胆，也可补心脾，而生用则作用大减。正如《本草图经》所说："睡多生使，不得睡炒熟，生熟便尔顿异。"

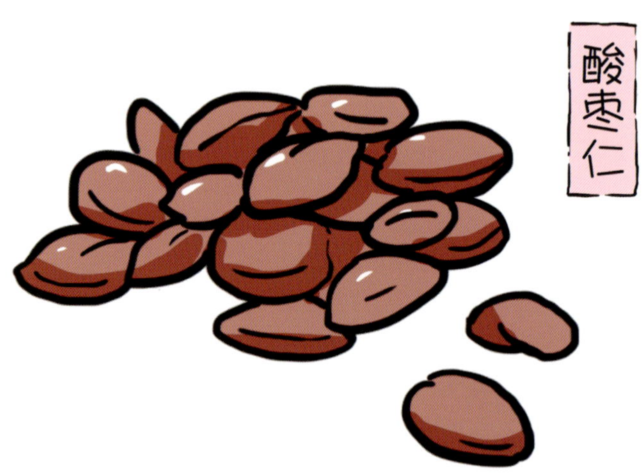

莲子心

莲子心又叫莲子芯、莲心、莲芯，是莲子的幼叶及胚根。其味苦，性寒，归心、肾经，有清心安神、交通心肾、涩精止血、养心益智、清热解毒的功效，主治热入心包、神昏谵语、心肾不交、失眠遗精、血热吐血病症。由于莲子心有很好的清心宁神作用，故常用于不寐、心烦、多梦，或伴口疮等实证失眠。

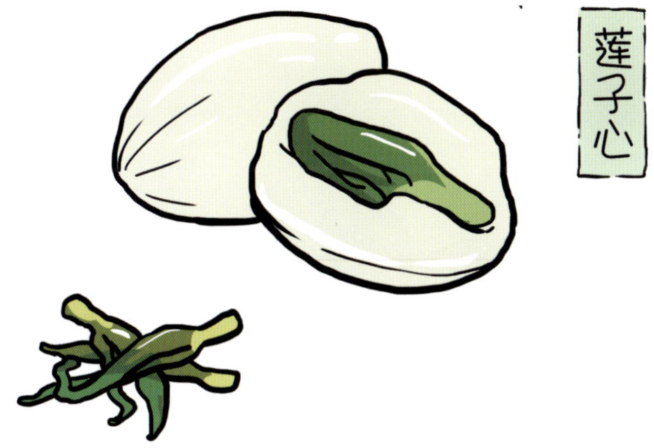

夜交藤

夜交藤是蓼科蔓生草本植物何首乌的藤茎或带叶的藤茎，也叫首乌藤。其味甘，性平，归心、肝经，能养心安神、祛风通络，主治阴血虚少的虚烦不眠、多梦。

夜交藤名字的由来源于它在夜晚藤茎会交合在一起，可见植物也有昼夜变化，阴阳交会。中医里讲的人体子午流注，植物应该也是有的。根据植物习性来治疗疾病，就是中医里的顺应自然之道。

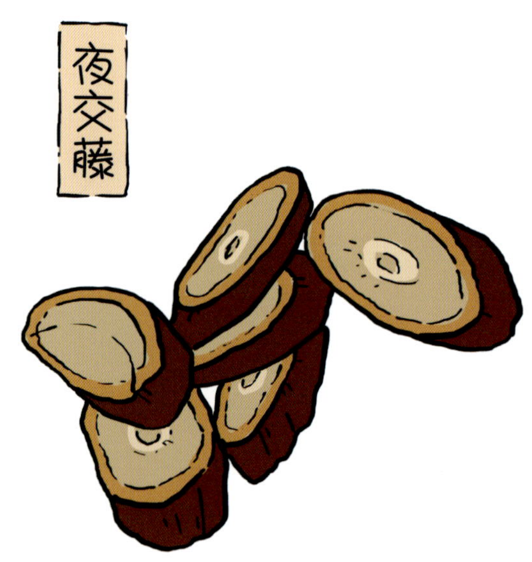

合欢花

合欢花是豆科落叶乔木合欢的花序或花蕾。合欢树受阳光和温度影响，其羽叶昼开而夜合，故名“夜合”。清代李渔在《闲情偶寄》里说：“此树朝开暮合，每至黄昏，枝叶互相交结，是名‘合欢’。”

合欢花味甘，性平，归心、肝经，能安神解郁、活血消肿。《神农本草经》载：“主安五脏，利心志，令人欢乐无忧。”合欢花对于虚烦不能入睡、抑郁不乐、健忘多梦的失眠有很好的疗效，是治疗失眠的常用中药。

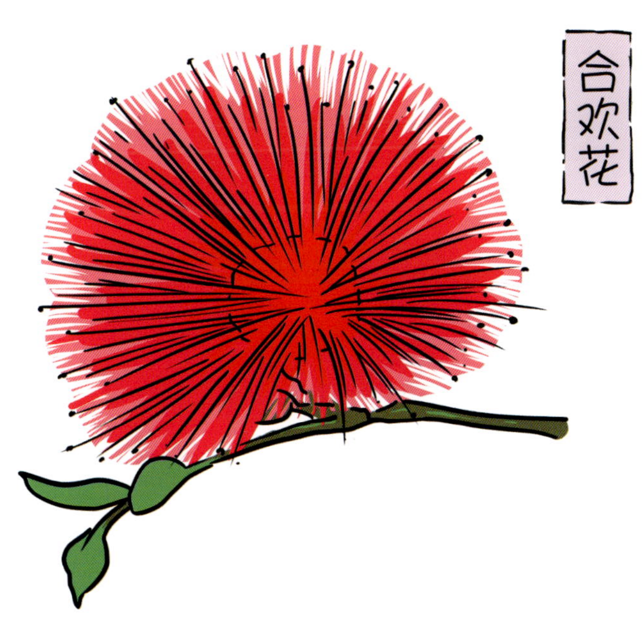

五味子

五味子是木兰科藤本植物五味子或华中五味子的成熟果实，味酸、甘，性温，归肺、心、肾经，能敛肺滋肾、生津敛汗、涩精止泻、宁心安神，可治疗心悸、失眠、多梦。五味子既能补益心肾，又能宁心安神，特别适用于阴血亏损、浮阳不摄、心神不安造成的失眠多梦。

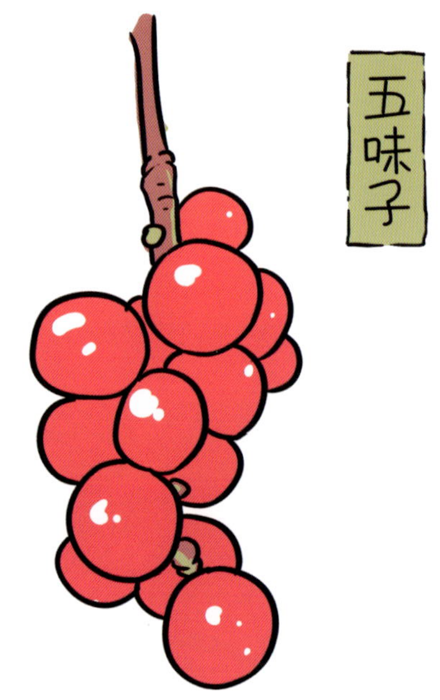

中医名方

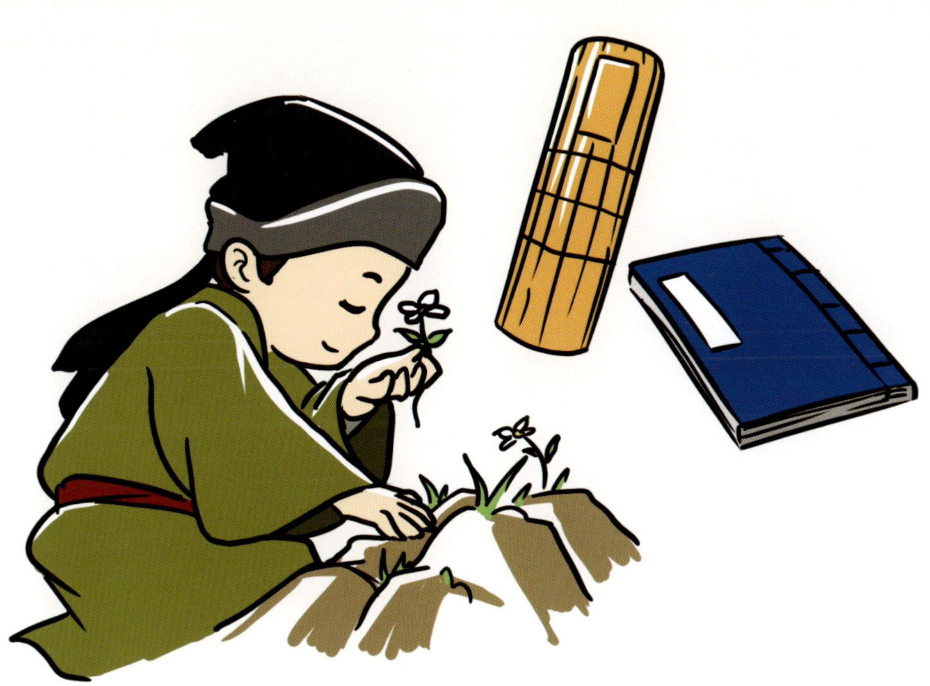

交泰丸

交泰丸是治疗心肾不交的著名方剂，其组方始于明代韩懋的《韩氏医通》，书中提到“黄连……生用为君，佐官桂少许，煎百沸，入蜜，空心服，能使心肾交于顷刻”，但尚无交泰丸之方名。至清代，王士雄在《四科简要方·安神》中说“生川连五钱，肉桂心五分，研细，白蜜丸，空心淡盐汤下，治心肾不交，怔忡无寐，名交泰丸”，才正式定名。

交泰丸的由来有周易之理。人体心在上，属阳，是乾卦（☰），肾在下，属阴，是坤卦（☷）。上乾下坤合起来是否卦（䷋）。否之卦象，天气在上，地气在下，形成阴阳背离，天地不交之象。韩懋精于易理，提出黄连苦寒而入少阴心经，降心火。肉桂辛热而入少阴肾经，暖肾水。取肉桂一份以应“天一”之数，取黄连六份以应“地六”之数。意在天一生水，地六成之，改否卦为泰卦（䷊）而阴阳相交，名曰交泰丸。歌曰：心肾不交交泰丸，一份桂心六份连；怔忡不寐心阳亢，心肾交时自可安。

交泰丸，交济水火，药方取黄连苦寒，入少阴心经，降心火；取肉桂辛热，入少阴肾经，暖水脏。该方寒热并用，得水火既济，心肾相交，而睡眠复常。交泰丸适用于伴有心悸、心烦易怒、腰膝酸软、下肢不温等心肾不交证型表现的失眠。

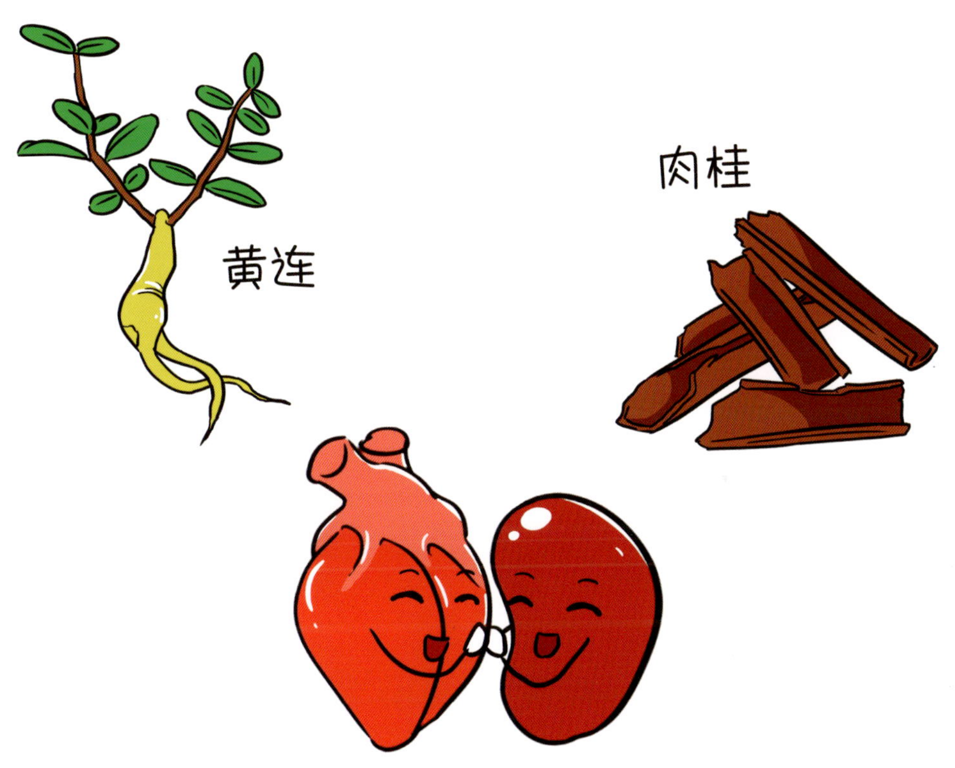
肉桂
黄连

归脾汤

归脾汤最早出自南宋严用和的《济生方》，而现代所用多是明代薛己《正体类要》中的归脾汤。《正体类要》中的归脾汤组成：白术、当归、茯神、炙黄芪、远志、龙眼肉、炒酸枣仁、人参、木香、炙甘草。

归脾汤可以治疗心脾气血两虚所致心悸、健忘、失眠。方中以人参、黄芪、白术、甘草补脾益气；当归、龙眼肉补血养心；酸枣仁、茯神、远志宁心安神；木香理气醒脾，以防补益气血药滋腻碍胃。诸药组合成方，心脾兼顾，气血双补。煎煮的时候还要加入生姜、大枣。

现在人们工作紧张、忙碌，思虑过多，饮食不节，耗伤了心血、损伤了脾胃之气，日久就会气血生化乏源，逐渐出现睡眠浅、多梦。该方健脾养心，补血安神，是治疗心脾两虚、气血不足、失眠、胃口不好的良方。

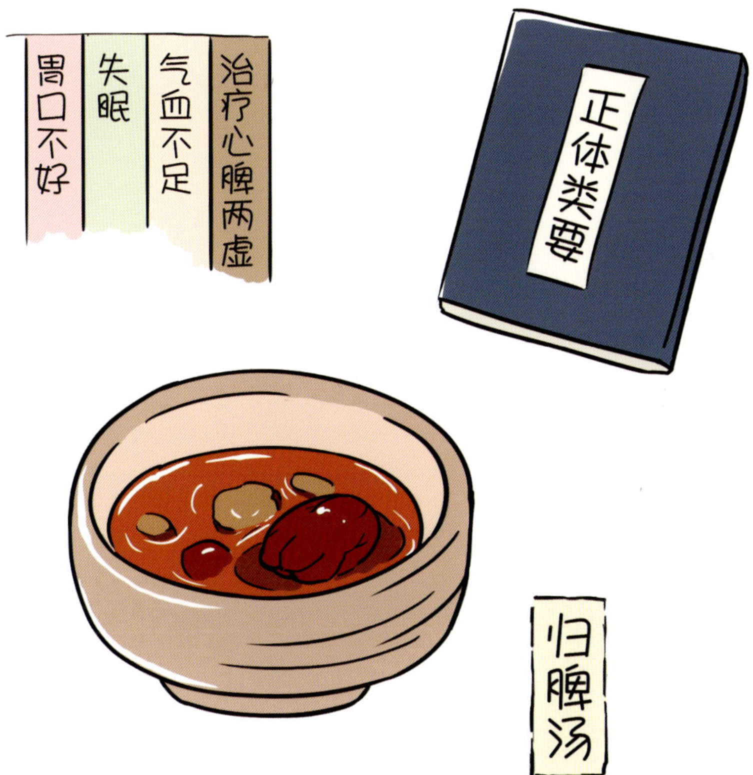
治疗心脾两虚
气血不足
失眠
胃口不好
正体类要
归脾汤

酸枣仁汤

酸枣仁汤是汉代名医张仲景《伤寒杂病论》中治疗失眠的著名方剂。该书中记载："虚劳虚烦不得眠，酸枣仁汤主之。"酸枣仁汤的组成：酸枣仁、甘草、知母、茯苓、川芎。

这首方剂可治肝血不足、阴虚内热所致的失眠。方中重用酸枣仁为君，以其甘酸质润，入心、肝之经，养血补肝，宁心安神。茯苓宁心安神，知母滋阴清热除烦，共为臣药，与酸枣仁相伍，以助安神除烦之功。佐以川芎之辛散，调肝血而疏肝气，与大量之酸枣仁配伍，形成辛散与酸收并用之势，补血与行血结合，具有养血调肝之妙。甘草和中缓急，调和诸药为使。

酸枣仁汤适用于伴有心悸、虚烦不安、头晕目眩、咽干口燥等症状的失眠。中医理论认为，肝藏血，血舍魂；心藏神，血养心。肝血不足，则魂不守舍；心失所养，加上阴虚生内热，虚热内扰，就会虚烦失眠、心悸不安。血虚不能荣润于头面，就会伴见头目眩晕、咽干口燥等症状。

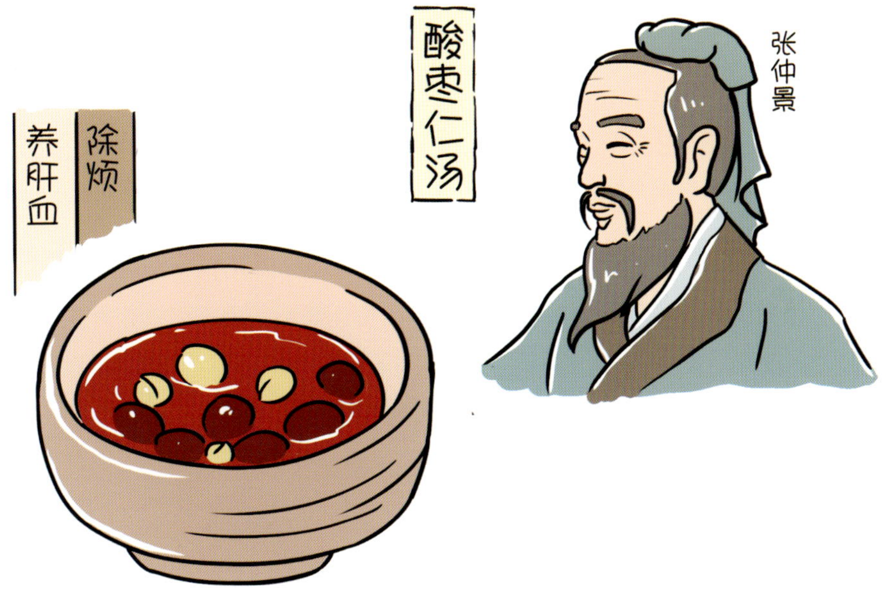

《古今名医方论》记载："枣仁酸平，应少阳木化，而治肝极者，宜收宜补，用枣仁至二升，以生心血，养肝血，所谓以酸收之，以酸补之是也。故肝郁欲散，以川芎之辛散，使辅枣仁通肝调营，所谓以辛补之。肝急欲缓，缓以甘草之甘缓，防川芎之疏肝泄气，所谓以土葆之。然终恐劳极，则火发于肾，上行至肺，则卫不合而仍不得眠，故以知母崇水，茯苓通阴，将水壮、金清而魂自宁，斯神凝、魂藏而魄且静矣。此治虚劳肝极之神方也。"

温胆汤

温胆汤最早见于唐代孙思邈的《备急千金要方》，至南宋陈言的《三因极一病证方论》中之温胆汤，药味有所增减。后世诸家，减生姜用量而治痰热，因此方名仍称温胆，而其功用则为清胆。温胆汤的组成：半夏、竹茹、枳实、陈皮、茯苓、炙甘草、生姜、大枣。

方中，半夏降逆和胃，燥湿化痰为君；竹茹清胆和胃，化痰止呕除烦为臣；佐以枳实行气消痰，使痰随气下，陈皮理气化痰，茯苓健脾渗湿；使以甘草益气和中，协调诸药。生姜、大枣和脾胃而制半夏之毒。

该方有理气化痰、清胆和胃的功效，适用于胆胃不和、痰热内扰所引起的失眠。胆属木，为清静之腑，胆郁不舒，胃气也会失于和降，导致气郁生痰化热，痰热内扰，则失眠多梦。用温胆汤治疗痰热内扰的失眠，可辨证加黄连、远志、石菖蒲、酸枣仁等化浊宁心安神之品；而对兼有肝郁不舒的，可加素馨花、合欢花、郁金等来加强疏肝解郁。

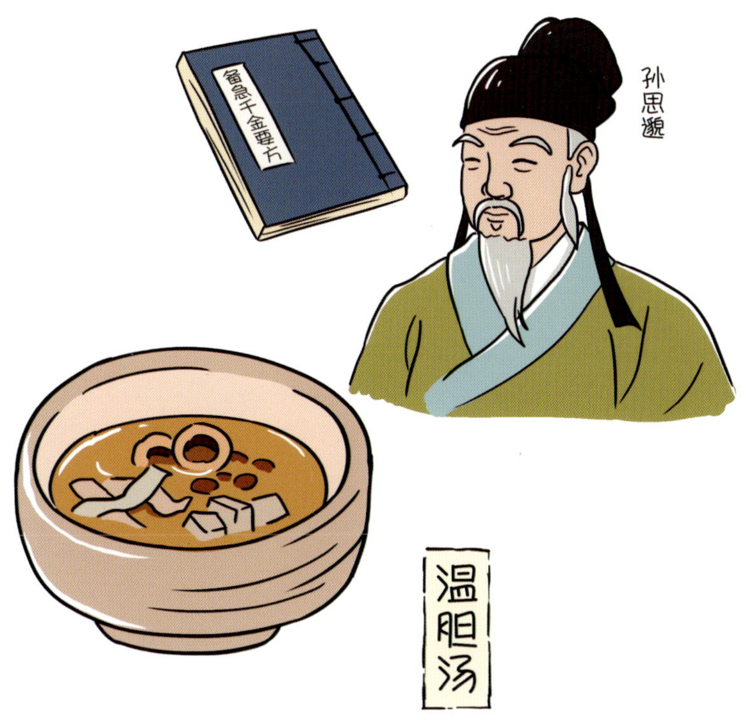

《世医得效方》曰：“温胆汤治大病后，虚烦不得眠，此胆寒故也，此药主之。又治惊悸自汗，触事易惊。”

黄连阿胶汤

黄连阿胶汤是《伤寒论》中治疗失眠的名方，书中说："少阴病，得之二三日以上，心中烦，不得卧，黄连阿胶汤主之。"黄连阿胶汤的组成：黄连、黄芩、芍药、鸡子黄、阿胶。

方中黄连和阿胶是君药，黄连可以清泻心火，阿胶可以滋补肾阴；黄芩和黄连相配合，可加强清热泻火的力度；芍药配上阿胶，滋阴养血的效果更佳。鸡子黄，就是鸡蛋中的蛋黄，它能滋肾阴、补肾精。数药合用，则肾水足，心火可清，心肾交通，水火既济而眠安。

该方所治为阴虚烦热所导致的失眠。心经、肾经俱属于少阴。心阴不足，就会心火独亢；肾阴不足，则相火旺。黄连阿胶汤能滋阴泻火、交通心肾，主治心肾不足、阴虚火旺所引起的失眠。服用此方需注意煎煮方法，煎药时要把黄连、黄芩、芍药煎好，烊化阿胶，稍放凉后才把生鸡子黄倒入药内，搅拌后服用，如果把鸡子黄同煎煮熟就没有效果了。

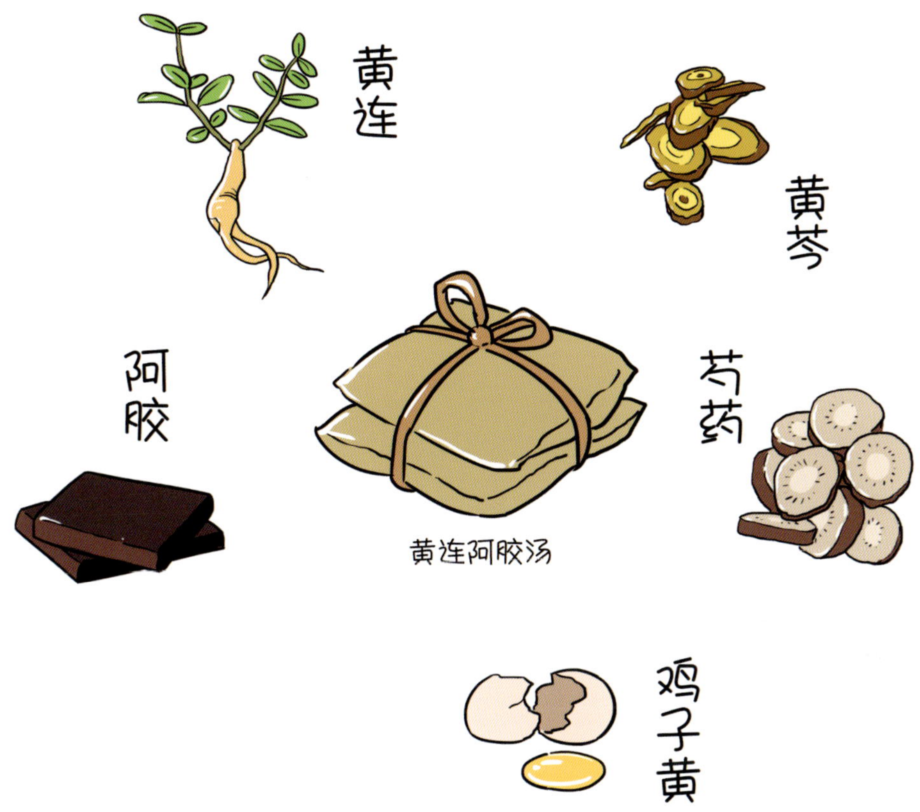

黄连阿胶汤

金代成无己《注解伤寒论》曰："阳有余，以苦除之，黄连、黄芩之苦以除热；阴不足，以甘补之，鸡子黄、阿胶之甘以补血；酸，收也，泄也，芍药之酸，收阴气而泄邪热。"

桂枝加龙骨牡蛎汤

桂枝加龙骨牡蛎汤出自《金匮要略》，本方由桂枝汤（桂枝、芍药、炙甘草、生姜、大枣）加龙骨、牡蛎组成，并将炙甘草改为生甘草，芍药用白芍。

桂枝汤被誉为天下第一方，具有和营卫、调阴阳的作用。该方以桂枝为君，助卫阳，通经络，解肌祛风。白芍为臣，益阴敛营，桂枝配白芍，使营卫调和。生姜辛温，助桂枝散寒温中，大枣益气补中、养血安神。姜枣相配，和营卫，补脾胃。甘草合桂枝以温阳，合白芍以化阴，功兼佐使。在桂枝汤的基础上衍化出众多复方，桂枝加龙骨牡蛎汤是其中之一。龙骨、牡蛎镇惊安神、平肝潜阳，有安心神、定魂魄之用。桂枝加龙骨牡蛎汤，可起调阴阳、和营卫、安神魂之妙用。

该方对于精血亏虚、心阳不足的失眠有非常好的疗效。伴有心悸、自汗盗汗、少腹冷痛、遗精、眩晕耳鸣等虚损症状的失眠，可以在该方的基础上加减。

《金匮要略》谓：“夫失精家，少腹弦急，阴头寒，目眩，发落，脉极虚、芤、迟，为清谷亡血失精；脉得诸芤动微紧，男子失精，女子梦交，桂枝加龙骨牡蛎汤主之。”

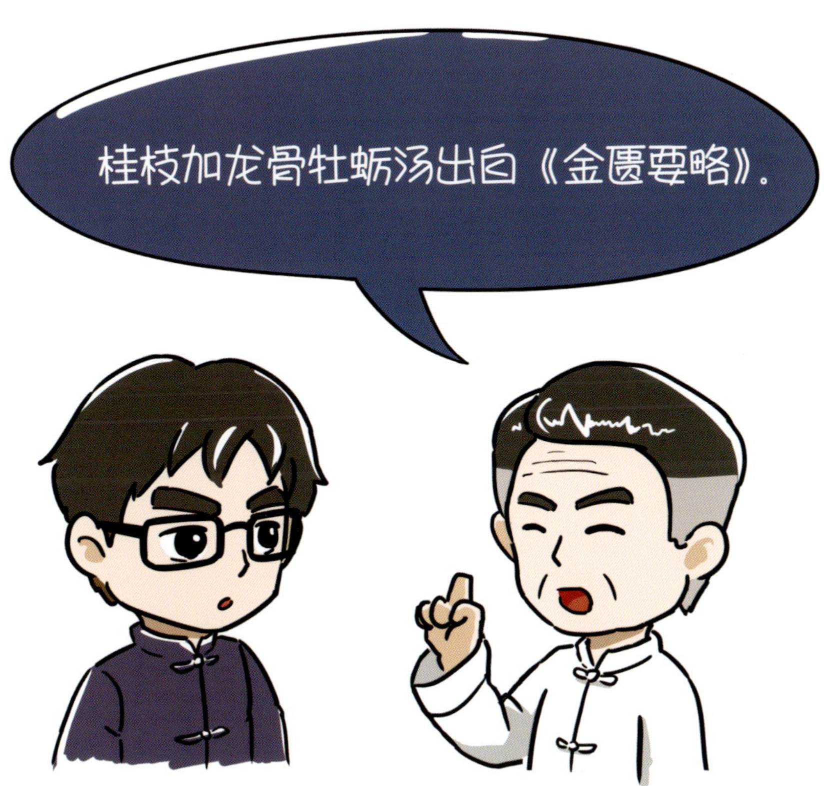

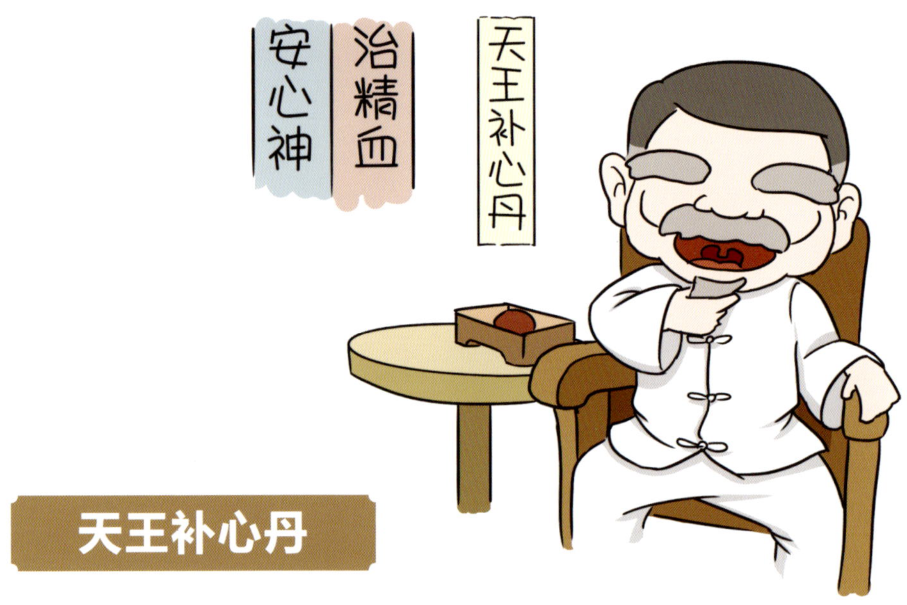

天王补心丹

天王补心丹最早见于宋代杨倓所著《杨氏家藏方》，现在所用为明代薛己的《校注妇人良方》中的天王补心丹。天王补心丹的组成：生地黄、天冬、麦冬、玄参、丹参、酸枣仁、柏子仁、当归、人参、茯苓、五味子、桔梗、远志、朱砂。

方中生地黄为君，滋阴养血。天冬、麦冬滋阴清热，酸枣仁、柏子仁养心安神，当归补血润燥，人参补气，五味子益气敛阴，茯苓、远志养心安神，玄参滋阴降火，丹参清心活血，朱砂镇心安神。桔梗轻清为使，引药上行，既可使药力上入心经，又可使诸药滋而不腻。

该方能滋阴养血、补心安神，可治疗阴血虚少、神志不安所致的心悸失眠、神疲健忘、虚烦、手足心热等症。《黄帝内经》曰："心者，君主之官， 神明出焉。"阴虚血少，心失所养，就会出现心悸失眠，神疲健忘。《古今名医方论》中载柯韵伯之言曰： "心者主火，而所以主者神也。神衰则火为患，故补心者必清其火而神始安……以此养生则寿，何有健忘、怔忡、津液干涸、舌上生疮、大便不利之虞哉？"

逍遥散

逍遥散出自宋代官方修订的《太平惠民和剂局方》，该方组成：柴胡、白芍、当归、白术、茯苓、甘草、薄荷、烧生姜。该方是疏肝解郁、养血健脾的著名方剂。

方中以柴胡为君，疏肝解郁，使肝气条达；白芍与当归共为臣药，白芍养血敛阴、柔肝缓急，当归养血和血。当归、白芍与柴胡同用，可补肝体而助肝之用。木郁则土衰，需实脾，故以白术、茯苓、甘草健脾益气，共为佐药。加少许薄荷，疏散遏郁之肝气，烧生姜和中达郁，两者亦为佐药。柴胡归于肝经，兼使药之用。

本方为调肝养血的名方。在现代社会，人们工作忙碌、紧张，多肝木失于条达，饮食失时，饥饱交错，伤于脾胃。因此，不少失眠的患者就会出现易怒、倦怠神疲、纳呆食少，或伴有月经不调、乳房胀痛等肝脾不和之证候，在临证上多以逍遥散加减治疗。

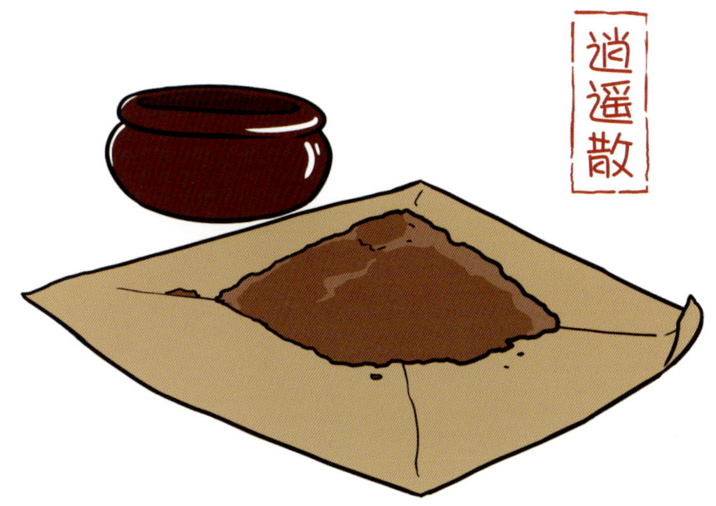

养生功法

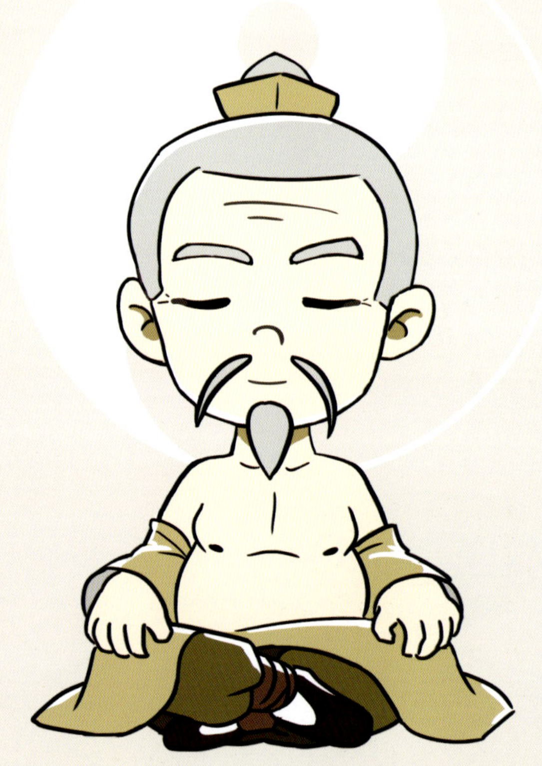

导引，亦作“道引”，导气令和、引体令柔的意思。

导引是经过了历代道家、医家实践经验总结，富有中国传统文化特色的中医学健康养生智慧，是指通过配合呼吸吐纳的肢体运动。导引可充分发挥、调动机体五脏六腑的功能，扶正祛邪，行气活血，增强体质，保持朝气，焕发精神，具有保健强身、治病防病的作用。体内气血流畅，阴阳平衡协调，自然睡眠香甜，无失眠等诸症困扰。

比较受欢迎的传统中医导引养生功法有“六字诀”“八段锦”“五禽戏”等，以下分别进行介绍，并附上标准动作演示，读者可扫码学习。本书作者团队还针对现代都市人的焦虑、抑郁情绪，设计编排了一套调任通督减压操，推荐给感兴趣的朋友。

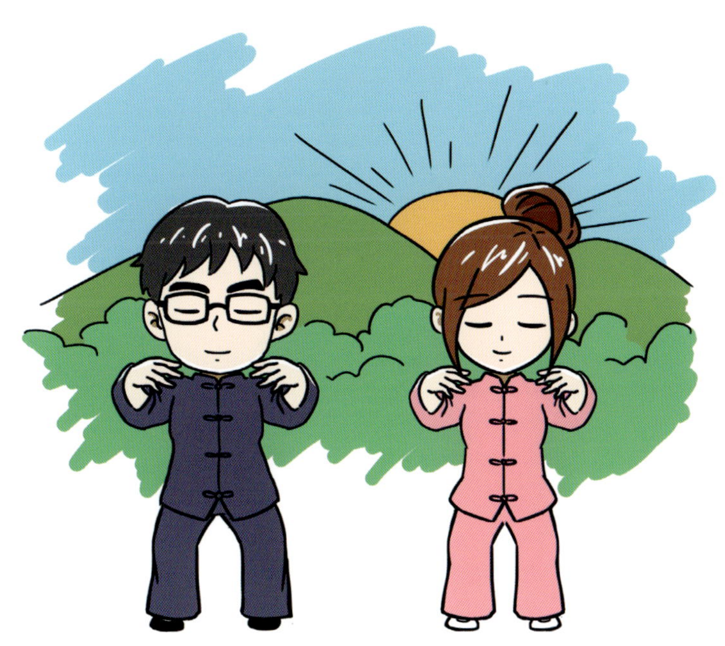

六字诀演示视频
扫二维码观看

六字诀

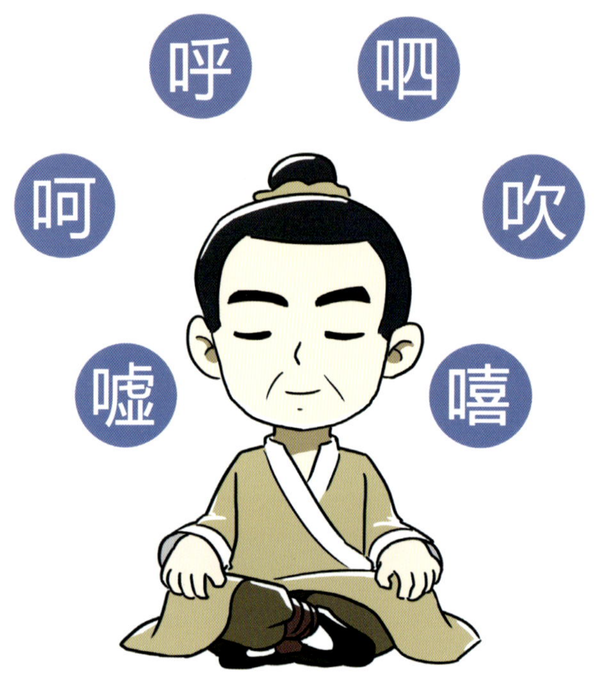

六字诀养生法起源于我国古代道家，历史久远，流传广泛，是一种将肢体动作和呼吸结合起来的养生方法。六字诀通过呼吸导引能强化人体内部的组织机能，充分诱发和调动人体脏腑的潜在能力来抵抗疾病侵袭，具有延年益寿的作用。

现存最早的六字诀文献见于南北朝陶弘景的《养性延命录》："纳气有一，吐气有六。纳气一者，谓吸也；吐气六者，谓吹、呼、嘻、呵、嘘、呬，皆出气也。""心脏病者，体有冷热，呼、吹二气出之；肺脏病者，胸膈胀满，嘘气出之；脾脏病者，体上游风习习，身痒疼闷，唏气出之；肝脏病者，眼疼，愁忧不乐，呵气出之。"

六字诀养生法被后来各时代的养生家们推崇发扬开来，并在原有的基础上发展、演化，更加科学化和系统化。自明代以后，六字诀养生法开始有了肢体动作，将吐纳与导引结合起来。

六字诀的练法有很多种，目前最流行的有3种：国家体育总局组织创编的"健身气功六字诀"，马礼堂创编的"马礼堂养气功六字诀"，根据明代胡文焕的《类修要诀》而创编的"孙思邈六字诀"。

练习六字诀时要注意：第一，吐气不发音，就是在作出发音口型后，按口型吐气，声音不发出来；第二，吐气要绵长，若吐气短促则不能起到作用。

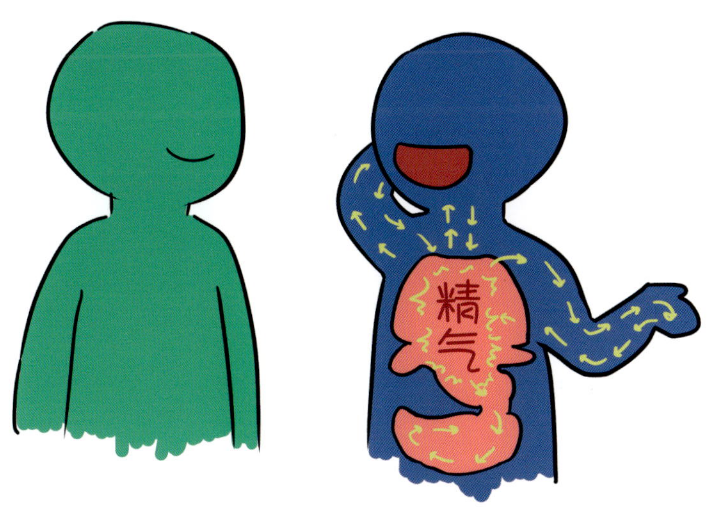

六字诀具体动作演示可扫二维码观看视频。站立练习，每个字做6次呼吸，动作分左右各练3遍。

嘘字诀演示视频

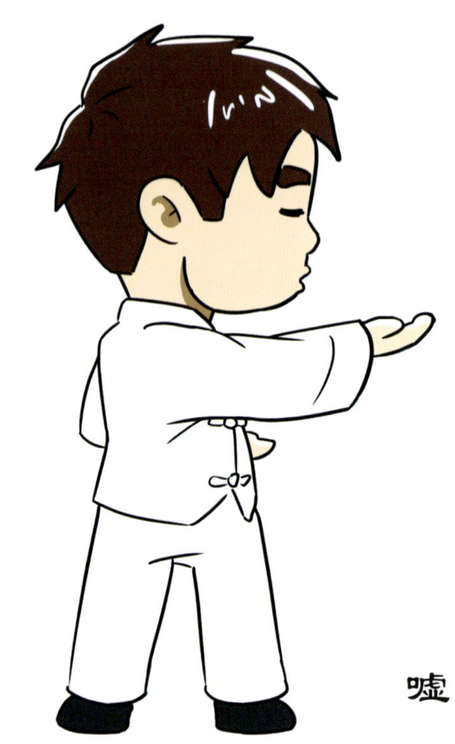

嘘为牙音，属木，对应肝。

嘘的气息要点：气从槽牙间、舌两边的空隙中经过，缓缓而出。

一般认为嘘字诀具有散滞消疲、疏理肝经虚热之功效，临床适用于肝热之证、肝气郁滞证等。

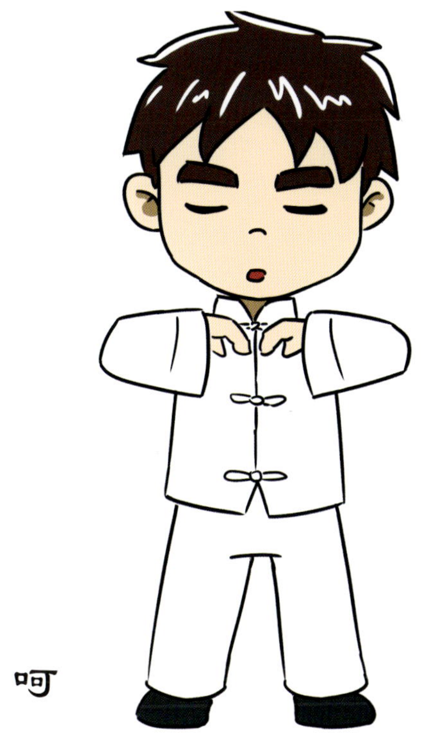

呵字诀演示视频

呵为舌音，属火，对应心。

呵的气息要点：气从舌上与上腭之间缓缓而出。

呵字诀能够下气消愁、静心和神、清窍止痛、去烦清心，临床适用于心热证、五脏壅气证及眼痛、头痛、咽痛等。

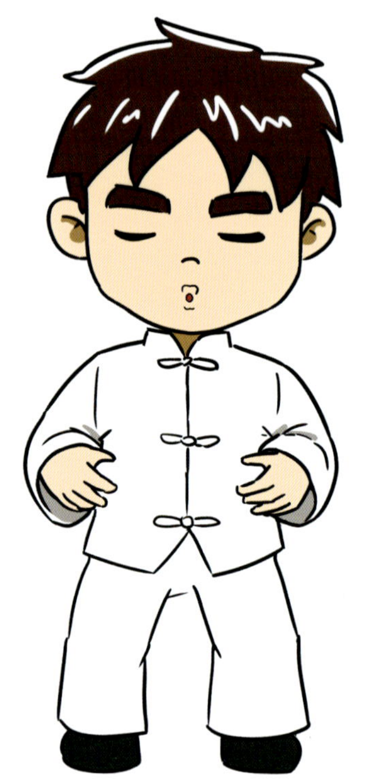

呼

呼字诀演示视频

呼字为喉音，属土，对应脾。

呼的气息要点：气从喉出后，经口腔中部与撮圆的口唇缓缓而出。

呼字诀可以生热疗冷，消食通滞，通经散结，临床可适用于脾积之证、痰热之证、体冷之证、痹病等。

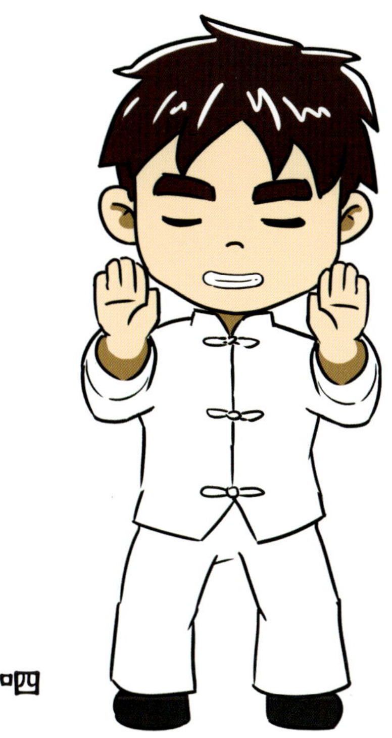

呬字诀演示视频

呬（正音读xì，此处多从俗读sī）为齿音，属金，对应肺。

呬的气息要点：气从齿间偏平送出。

呬字诀可以解表泄浊、开胸宣肺等，临床适用于肺热之证、气逆之证、皮肤疮疡、胸背疼痛、虚劳等。

吹字诀演示视频

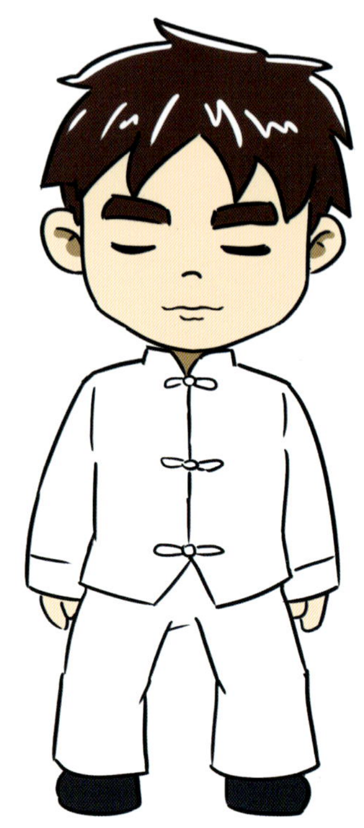

吹

吹为唇音，属水，对应肾。

吹的气息要点：气从喉出，经舌两边绕舌下，经唇间狭隙缓缓而出。

吹字诀可以补肾培元、散积通滞，临床适用于肾虚证之腰痛、膝冷脚重、耳鸣、口疮及面黑咽肿等。

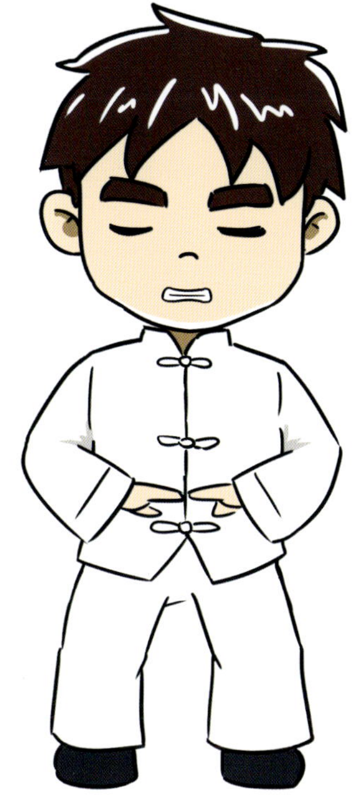

嘻

嘻字诀演示视频

嘻为牙音，属木，对应胆（三焦）；口吐“嘻”字可疏通少阳经脉，调理三焦，通行全身诸气。

嘻的气息要点：气从槽牙边的空隙中缓缓而出。

嘻字诀具有除烦祛风、清热利胆、调和三焦等功效，适用于风证、汗证、胆热之证以及三焦壅塞证等。

师兄，你觉得应该怎
样用六字诀帮助睡眠呢？

总体上来说，六字诀能够下
气消愁、静心和神、清窍止痛、去烦清
心，具有助眠的功效。但实际上，引起失眠
的原因很多，人体是个有机整体，常常是其
他脏腑出了问题，影响到心的功能，引起
失眠。青年多为肝脾失调，老年人
多为肾气不足。

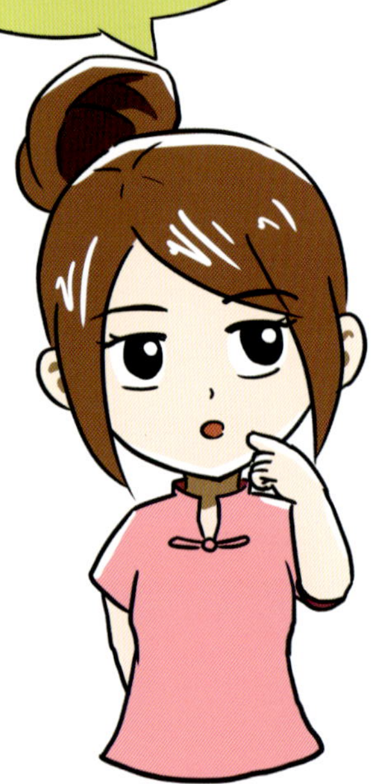

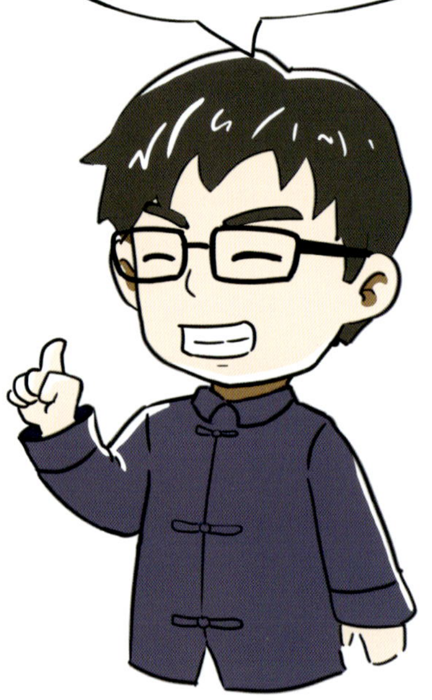

六字诀演示视频
扫二维码观看

八段锦

八段锦演示视频
扫二维码观看

在我国古老的导引术中，八段锦是流传最广、对导引术发展影响最大的一种。此功法历史悠久，简单易学，功效显著。

从现有文献看，八段锦之名最早出现在南宋洪迈撰写的《夷坚志》中："政和七年……嘘吸按摩，行所谓八段锦者。"可见，八段锦之名是在宋朝流传开的。明清时期，在很多典籍中出现了"八段锦"，如《修龄要旨》《遵生八笺》等，所记载具体功法内容与元代时期的基本相同，说明当时八段锦作为养生保健功法已经逐渐传播和流行起来。

清末光绪初年梁世昌所编著的《易筋经外经图说》记载："两手托天理三焦，左右开弓似射雕，调理脾胃须单举，五劳七伤往后瞧，摇头摆尾去心火，背后七颠百病消，攒拳怒目增气力，两手攀足固肾腰。"正是这一记载，确定了延传至今的八段锦功法。近年来国家体育总局健身气功管理中心委托北京体育大学对八段锦进行了重新研究与整理，将之定名为"健身气功 · 八段锦"。

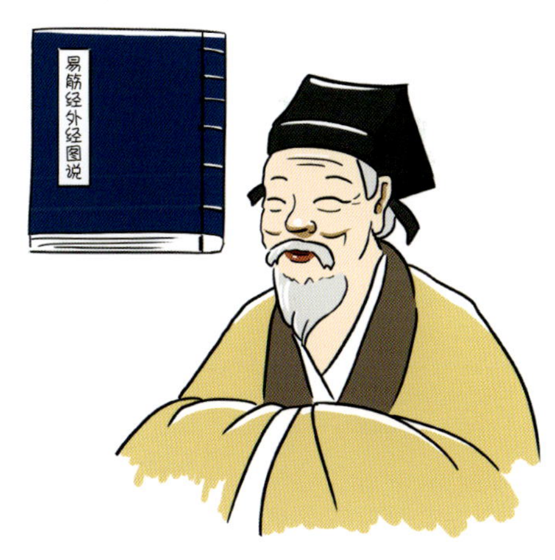

中医理论与八段锦有密切联系，认为八段锦可以通过经络、五脏六腑等通道，对气血运行、水液代谢、三焦气化等起到调理作用。

八段锦功法共有八式，介绍如下。

八段锦动作分段演示视频请扫二维码观看，每个动作做8次。

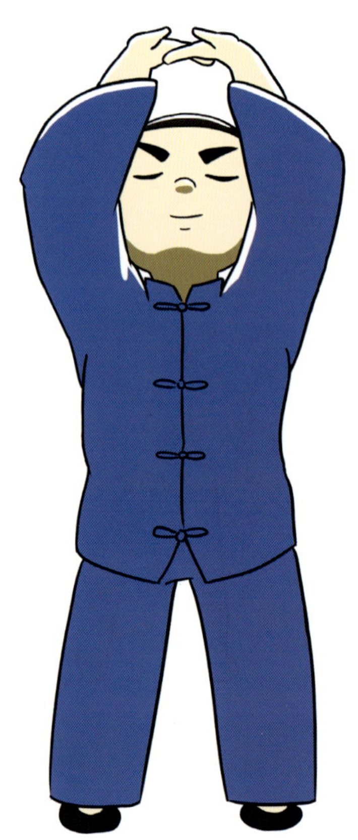

八段锦第一式
演示视频

第一式
两手托天理三焦

“两手托天理三焦”是对全身尤其是腰背部进行提拉，拔伸胸腔及腹部，牵拉手太阴肺经、手厥阴心包经、手少阴心经，对上、中、下三焦的气机都有牵引升提作用，可使三焦气机流畅，充分散布体内津液，有调理脏腑的作用。

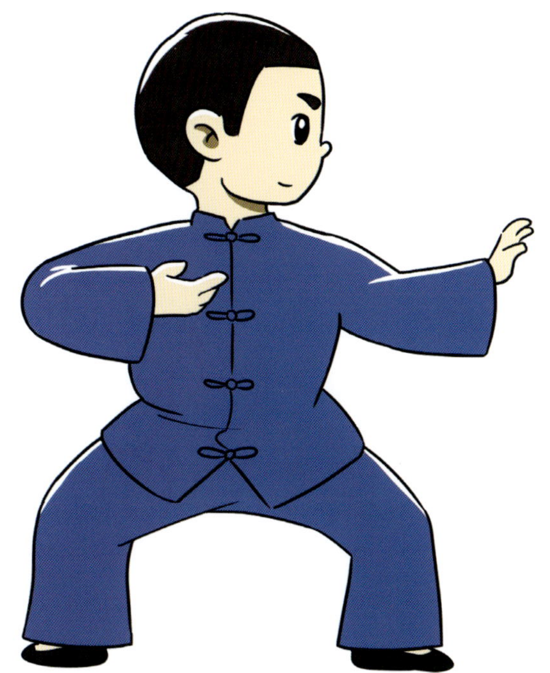

八段锦第二式
演示视频

第二式
左右开弓似射雕

“左右开弓似射雕”通过双手引弓开胸的动作，调节胸中手三阴经经脉之气，疏通营血，清顺肺之宗气。

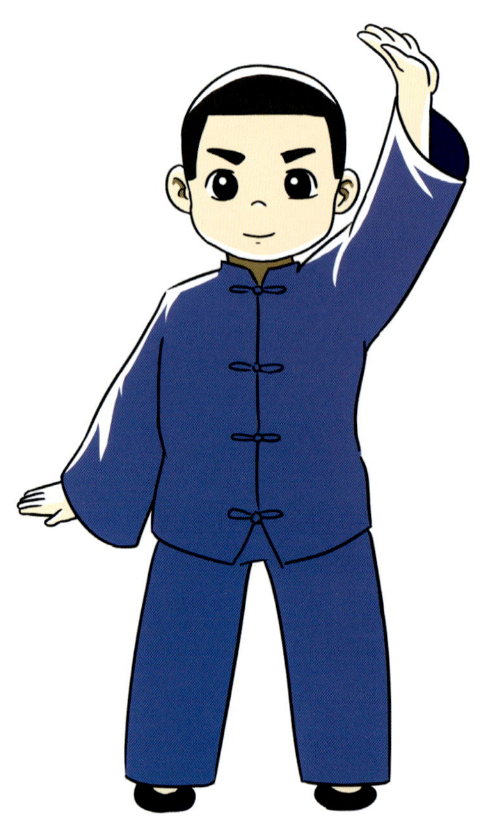

八段锦第三式
演示视频

第三式
调理脾胃须单举

“调理脾胃须单举”是通过双上肢对拉配合，对脾胃、肝胆等脏腑起到按摩作用，能有效将脾胃气机的升降维持在一个相对平衡的状态，促进肠胃蠕动和气机的提升。

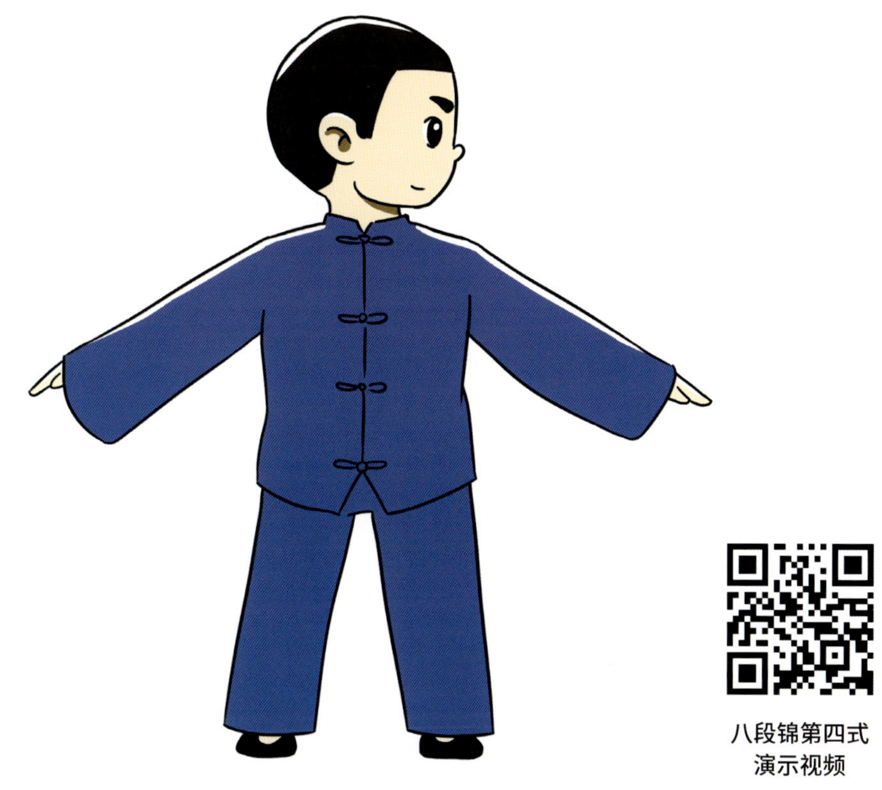

八段锦第四式
演示视频

第四式
五劳七伤往后瞧

“五劳七伤往后瞧”是通过两臂外旋、展肩扩胸的动作，对手三阳、手三阴经和任、督二脉起激发作用，并刺激背部穴位，促进经络畅通，协调全身脏腑气血运行。

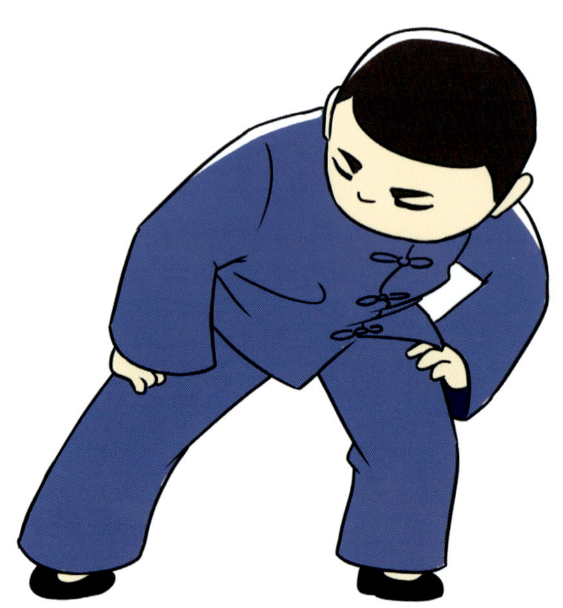

八段锦第五式
演示视频

第五式
摇头摆尾去心火

“摇头摆尾去心火”可以通过屈膝和前俯，使心火下移小肠及膀胱，肾水上济于心，达到水火既济的功效。

激发肾气、固护肾精的作用。

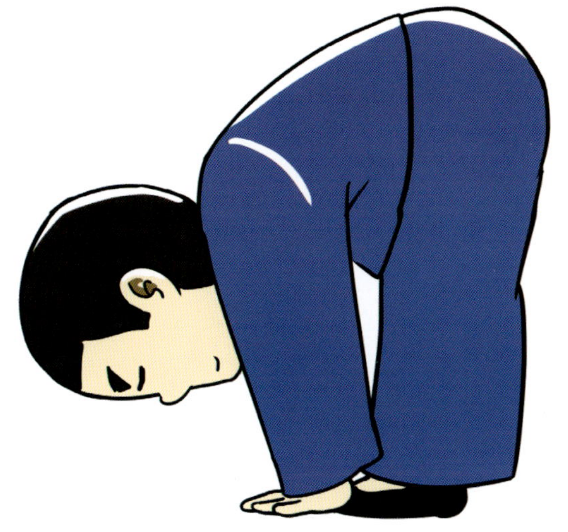

八段锦第六式
演示视频

第六式
两手攀足固肾腰

“两手攀足固肾腰”是通过前倾和引腰动作，刺激督脉、膀胱经，起到激发肾气、固护肾精的作用。

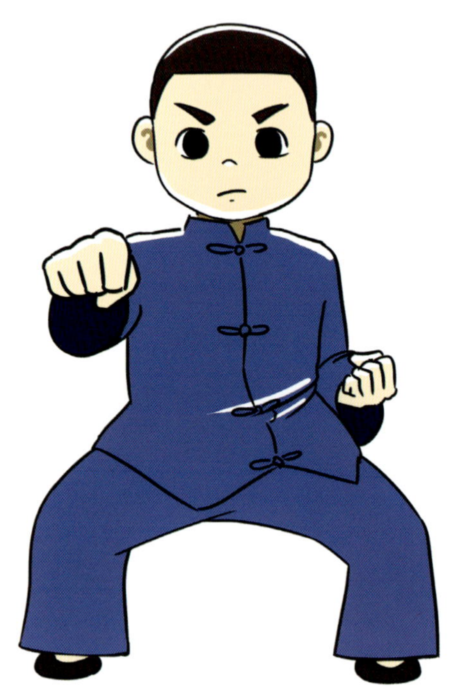

八段锦第七式
演示视频

第七式
攒拳怒目增气力

“攒拳怒目增气力”的动作要点是马步冲拳，瞪眼怒目，旋转手腕，手指抓握，双手攒拳。该式可以充实全身筋脉，增强肝经气血流通，激发肝气生发，同时对肾经血脉的流畅也有促进作用。

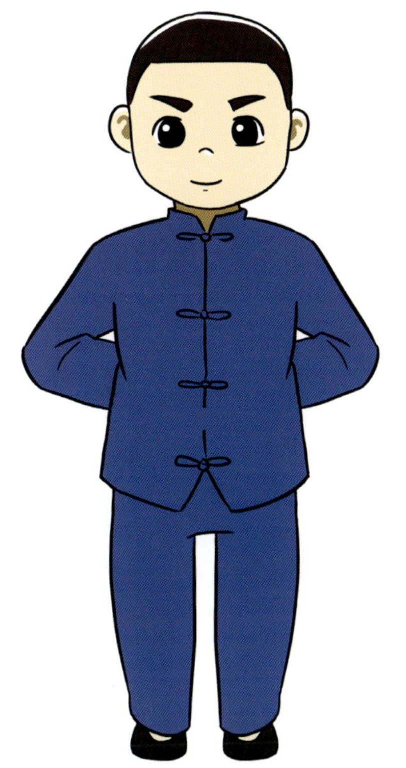

八段锦第八式
演示视频

第八式
背后七颠百病消

“背后七颠百病消”是通过双足十趾抓地刺激足三阴、足三阳经脉，以调节肝、脾、肾、膀胱、胃、胆等脏腑的功能，调整、刺激督脉和脊柱，从而通畅周身气血经络。

师兄，练习后觉得人变精神了呢，那晚上练习了会睡不着吗？

不会的，八段锦通过调整呼吸、拉伸经络，促进了气血运行，使气血与各种营养物质在经络内正常运行而送达人体的五脏六腑，保持四肢百骸、五官九窍的能量平衡。同时，也有助于祛除风、寒、湿、痰、瘀等各种邪气，只会睡得更好，任何时候都可以练习。

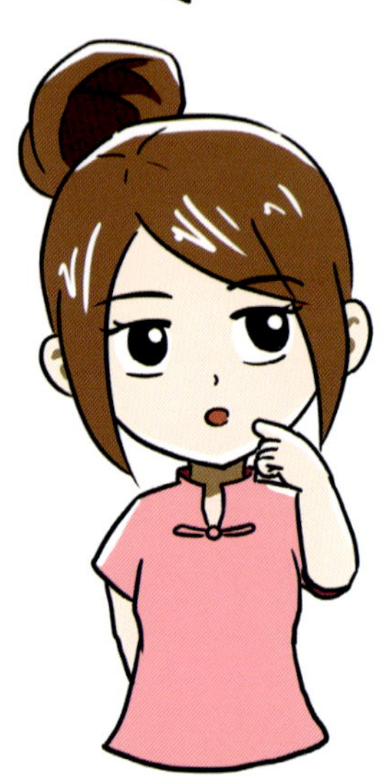

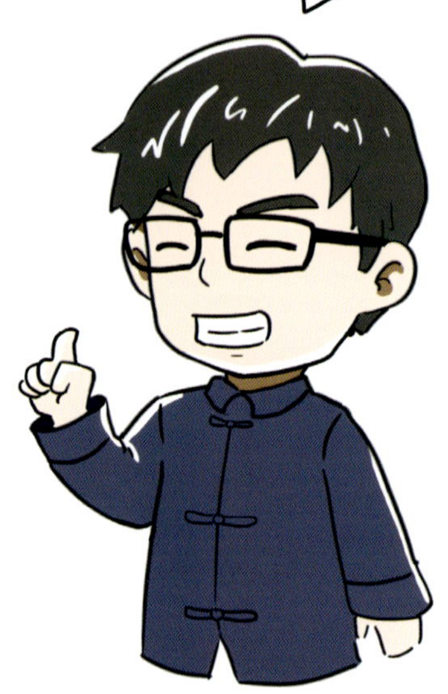

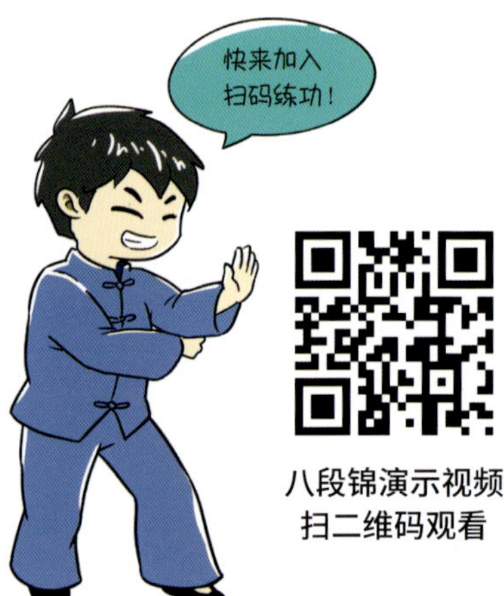

八段锦演示视频
扫二维码观看

五禽戏演示视频
扫二维码观看

五禽戏

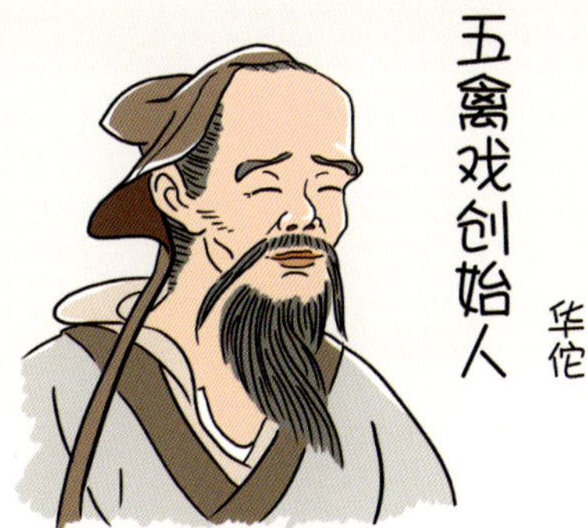

五禽戏是中国传统导引术中的一个重要养生功法，为华佗（约145—208）所创。华佗出生在东汉末沛国谯县（今安徽亳州），其在《庄子》二禽戏（“熊经鸟伸”）的基础上创编了五禽戏。

五禽戏的名称及功效见《后汉书·方术列传·华佗传》：“吾有一术，名五禽之戏。一曰虎，二曰鹿，三曰熊，四曰猿，五曰鸟。亦以除疾，兼利蹄足，以当导引。体有不快，起作一禽之戏，怡而汗出，因以著粉，身体轻便而欲食。普施行之，年九十余，耳目聪明，齿牙完坚。”

华佗当年创编的五禽戏目前已经失传，后世的五禽戏是根据史料记载在华佗五禽戏的基础上创编的。五禽戏发展至今，形成了不同的流派。在华佗故里，安徽亳州主要是董文焕和刘时荣所传的五禽戏。2001年国家体育总局健身气功管理中心成立后，委托上海体育学院迅速展开了对五禽戏的挖掘、整理与研究，并编写出版了《健身气功·五禽戏》，2003年由人民体育出版社出版发行。“健身气功·五禽戏”的动作编排按照《三国志》里虎、鹿、熊、猿、鸟的顺序，动作数量按照陶弘景《养性延命录》的描述，每戏两动，共10个动作，分别仿效虎之威猛、鹿之安舒、熊之沉稳、猿之灵巧、鸟之轻捷，力求蕴含“五禽”的神韵。

习练五禽戏时动中有静，松中有紧，有利于气血、经络的运行。五禽戏新功法的每一戏动作都有其侧重点，请观看视频欣赏学习每式动作。

虎戏

虎戏主要是脊柱关节和掌指小关节的运动，着重体现了中医“肝主筋”的理论，经常练习虎戏可以防治由于肝肾不足而导致的四肢关节痛、颈肩背痛等病症。

虎戏演示视频

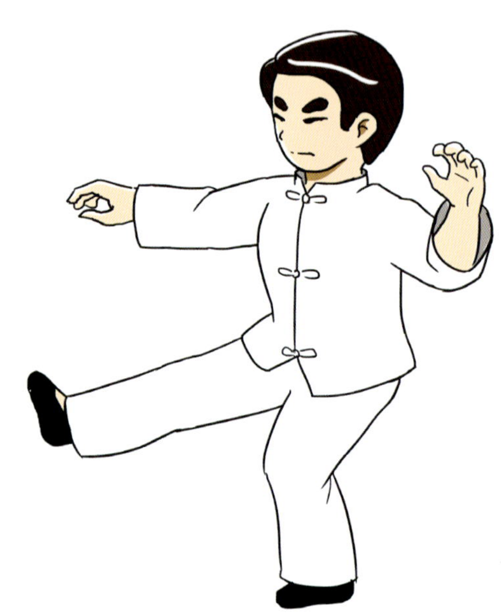

第一式　虎举

在这式动作中，两掌一起上升或下降，可疏通三焦气机；手由“虎爪”变拳，可增强握力，疏通上肢经络气血。

第二式　虎扑

虎扑动作属于脊柱的前后伸展运动，能增强腰部肌肉力量，对常见的腰部疾病，如腰肌劳损、习惯性腰扭伤等症有防治作用。同时，脊柱的前后伸展折叠，可牵动任、督两脉，起到调理阴阳、疏通经络、行气活血的作用。

鹿戏

鹿戏主要作用于颈椎和尾椎骨，这两个部位是人体督脉（全身阳脉之海）的上下两关，督脉的疏通可起到振奋一身阳气的作用，因此经常练习鹿戏能防治一些由于阳虚所致的虚寒证，如夜尿频多、背寒肢冷等。

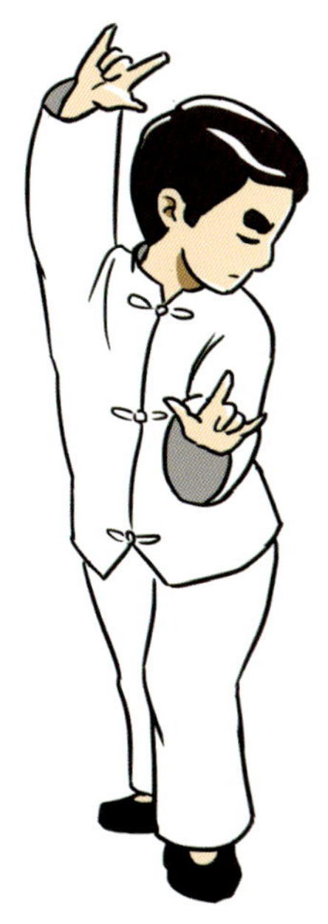

鹿戏演示视频

第三式 鹿抵

腰为肾之府，运转尾闾，可起到补肾气、强筋健骨的作用，防治腰椎疾病。

第四式 鹿奔

在这式动作中，两臂内旋前伸，牵拉肩、背部肌肉，可防治颈肩综合征、肩周炎等症；弓背收腹，能矫正脊柱畸形，增强背部肌肉力量。

熊戏

熊戏主要是以中焦（腹部）的运动为主，通过外部的导引动作来实现自我的内脏按摩，从而调整内脏的机能状态，尤其是在促进消化功能方面，效果显著。经常练习熊戏可防治由于消化功能紊乱而引起的消化不良、食欲不振、脘腹闷胀等症。

熊戏演示视频

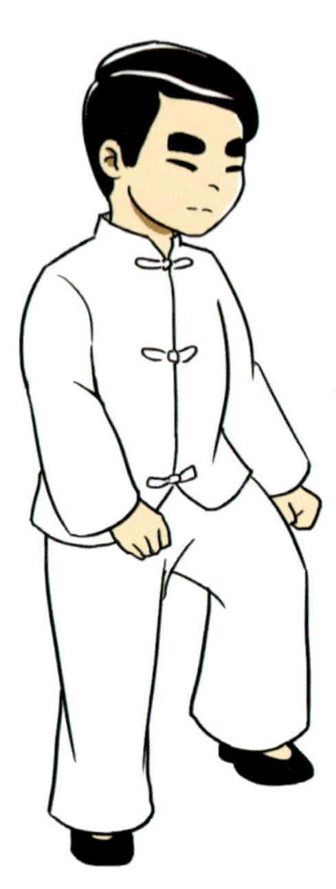

第五式　熊运

活动腰部，可防治腰肌劳损。腰腹转动，两掌画圆，引导内气运行，可增强脾胃的运化功能。摇晃腰、腹，对腹部脏腑进行活动按摩，可防治脾胃失运、腹胀纳呆、便秘腹泻等症。

第六式　熊晃

身体左右晃动，意在两胁，可调理肝脾。提髋行走，加上落步的微震，可增强髋关节周围肌肉的力量，提高平衡能力，有助于防治下肢无力、髋关节损伤、膝痛等症。

猿戏

猿戏主要是眼睛和指尖的运动，这些部位能很好地反映末梢神经功能，通过运动这些部位可促进神经系统的反应敏捷性，增强神经肌肉系统的协调控制功能，保持神经系统的年轻状态，防止神经反应和四肢动作过早衰老。

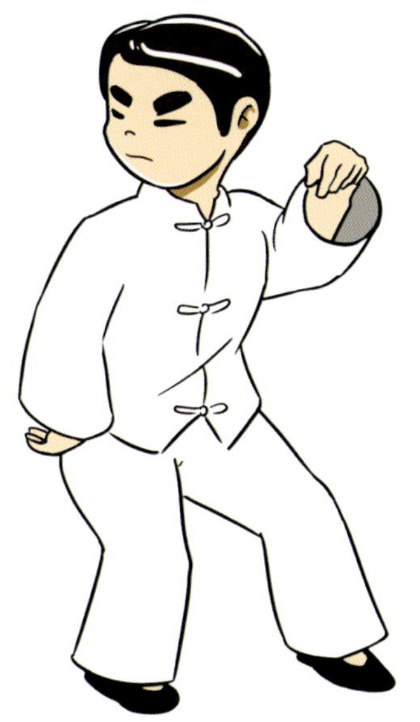

猿戏演示视频

第七式　猿提

习练猿戏时，“猿钩”快速变化，两掌上提下按、扩胸，可增强呼吸功能，补益心肺之气。

第八式　猿摘

在这式动作中，眼神的左顾右盼有利于改善颈部灵活性，促进脑部的血液循环，同时轻松、活泼的动作可舒缓紧张疲劳、改善忧郁等。

鸟戏

鸟戏主要是上肢的升降开合运动，可增加肺活量，促进肺的吐故纳新，提高气血的运行效率和活力，从而调整全身的脏腑功能。经常练习鸟戏可防治一些心肺功能低下的病症，如体虚多汗、心慌气急等。

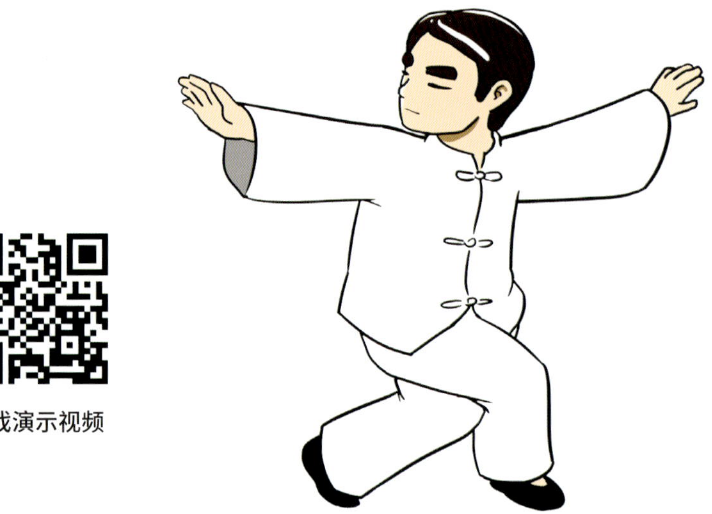

鸟戏演示视频

第九式 鸟伸

这式动作可加强肺的吐故纳新功能，增加肺活量。

第十式 鸟飞

两臂的上下运动可改善心肺机能，提膝独立可强壮腰腿、提高人体平衡能力。

练习五禽戏的要领：**一是全身要放松。**为使气血通畅，全身和心情要放松。**二是采用腹式呼吸，呼吸平静自然、均匀和缓。三是要专注意守。**根据五禽各戏的意守要求，精神专注，排除杂念，将意念集中于意守部位，保证意与气相随。**四是动作要舒展自然而有力。**应模仿虎之刚健、鹿之温驯、熊之沉缓、猿之轻灵、鸟之活泼等动作特点进行练习。

师兄，五禽戏好难啊。
是的，五禽戏动作较前面两个功法复杂一些，不是那么好掌握，所以掌握的人不多，但是如果学会了，对身体还是有很多益处的，坚持练习甚至可以帮助治愈陈年旧疾。

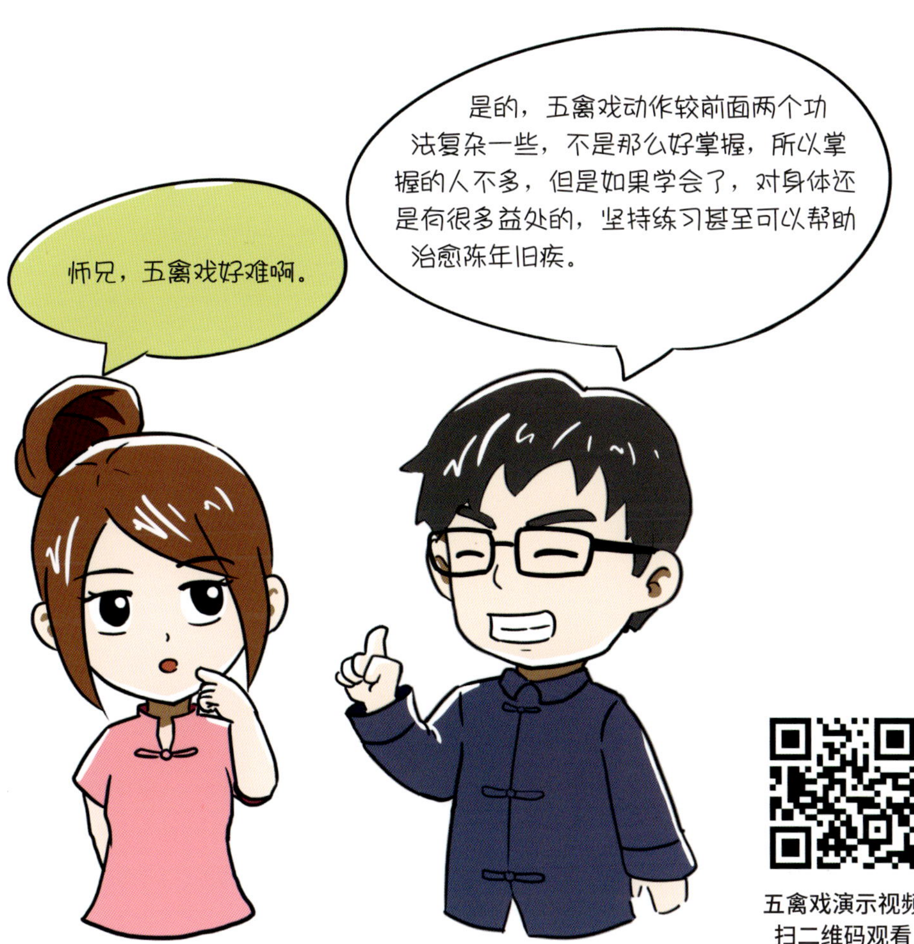

五禽戏演示视频
扫二维码观看

调任通督减压操
演示视频
扫二维码观看

调任通督减压操

师兄，你今天练的什么功法？
我们团队的调任通督减压操啊。

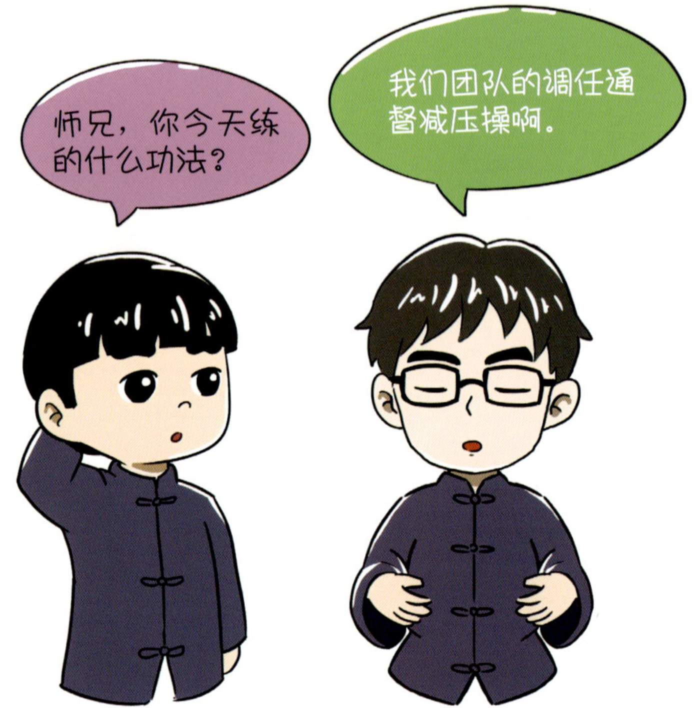

中医认为疾病发生的根本原因在于经络壅滞，气血不畅，脏腑失调，阴阳失衡。《素问 · 至真要大论》曰："谨察阴阳之所在而调之，以平为期。"

中医经络腧穴理论博大精深，中医经络养生历史悠久，是中华民族治病防病的有效手段。深圳市中医院针灸科团队以调任通督理论为基础，结合古典中医养生功法及临床实践，设计编排了这套"调任通督减压操"，能够帮助有焦虑抑郁情绪的失眠人群，通过自我穴位敲打、经络拉伸，来疏通气血、调肝、健脾、养心，平衡脏腑阴阳，恢复健康状态。

具体操作步骤如下。

预备式　守气入静

两脚平行开立，与肩同宽，双膝微屈，双手如抱球状置于脐下，双眼凝视前方，调整呼吸，宁心静气。

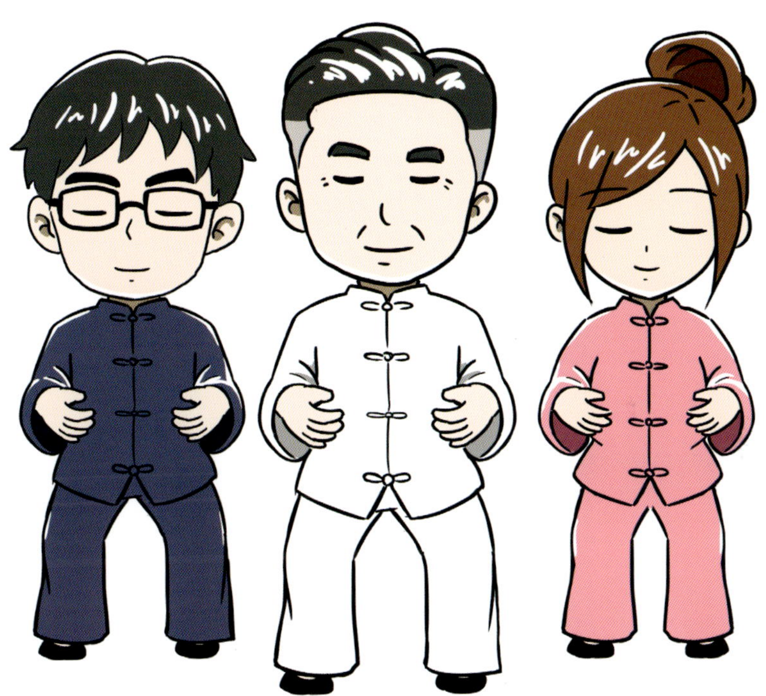

预备式演示视频

第一式　戴天履地

吸气，起身，上肢向上伸展，头身后仰望天，停留并自由呼吸3秒。缓慢吐气，双手逐渐回落，向前下腰，双手伸至足尖，屈膝，头向膝关节靠拢，停留并自由呼吸3秒。缓慢吸气，身体逐渐回正，双手回至脐部如抱球状，交替循环2次，此动作可以拉伸任督二脉。（任脉：行于胸腹正中，自会阴上抵颏下，称为“阴脉之海”。督脉：起于胞宫，向下走会阴部，向后行于腰背正中沿脊柱上行至巅顶百会，经前额下行止于上齿正中的龈交，为“阳脉之海”。）

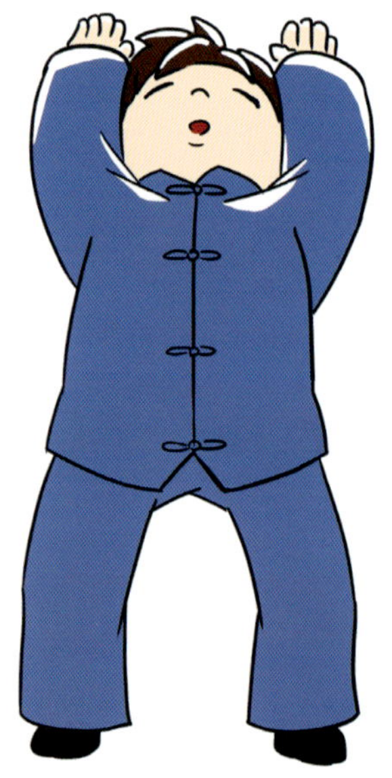

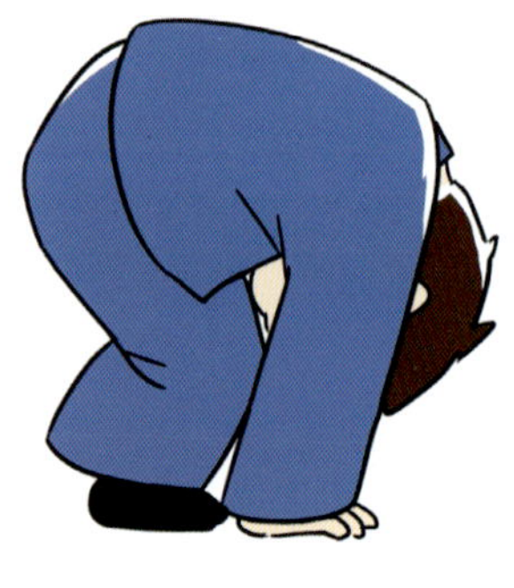

第一式演示视频

第二式　顶叩旁击

1. 梅花叩百会、风府、大椎：双足与肩同宽，左手五指并拢成梅花状，沿督脉依次叩击百会至风府至大椎，换右手重复上述动作再叩击1次；在叩击的同时，随节律屈膝微蹲。（百会：头顶正中，后发际正中上7寸，当两耳尖直上。风府：后正中线上，入发际上1寸。大椎：后正中线上，第七颈椎棘突下凹陷处。）

2. 梅花叩率谷、风池、肩井：双足与肩同宽，双手五指并拢成梅花状，沿胆经依次叩击双侧率谷至风池至肩井，共做2次；在叩击的同时，随节律屈膝微蹲。（率谷：位于人体头部颞侧，耳尖直上入发际1.5寸。风池：头略低，耳后椎骨两侧的凹陷处。肩井：肩背部第七颈椎棘突与肩峰连线中点处。）

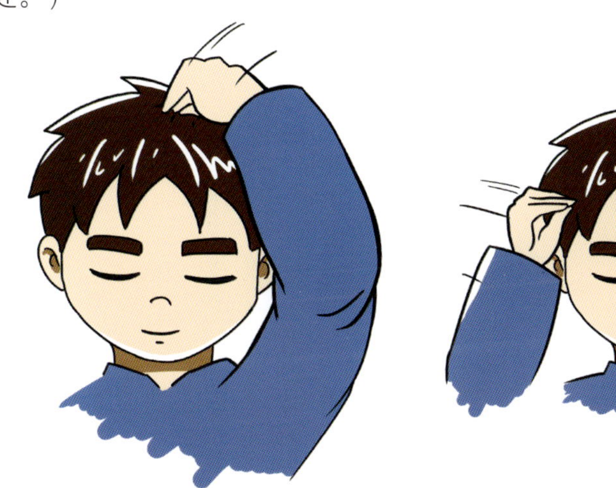

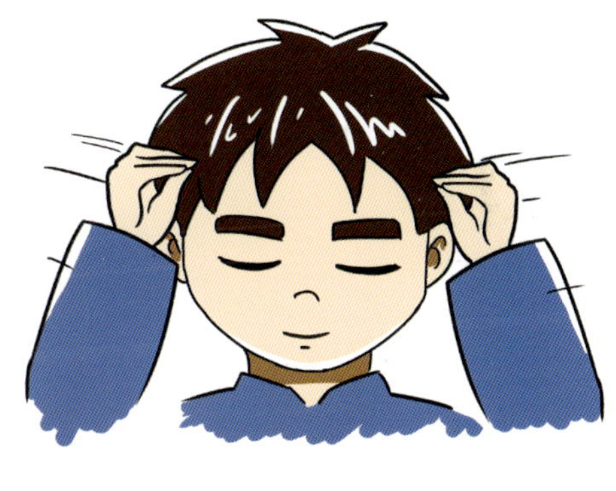

第二式演示视频

第三式　合掌问心

合掌敲膻中、神藏：双足与肩同宽，双手合并成掌，指尖向上，依次敲击膻中、左神藏、右神藏，敲击神藏时头转向对侧，同时随节律屈膝微蹲。重复上述动作2次。（膻中：在前正中线上，两乳头连线的中点。神藏：在胸部，当第二肋间隙，前正中线旁开2寸。）

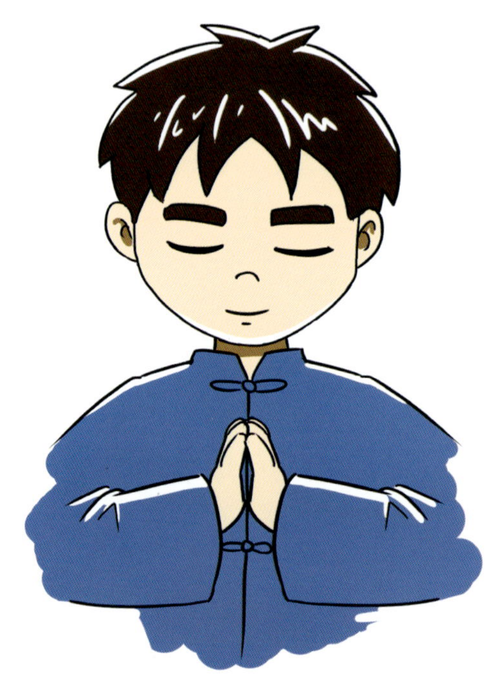

第三式演示视频

第四式　任督守神

1. 后溪敲内关：左腿伸直向左前方侧拉，足跟着地，头向右侧屈，拉伸颈部胆经，同时左手空握成拳状，用左手后溪叩击右手内关4拍；右腿伸直向右前方侧拉，足跟着地，头向左侧屈，拉伸颈部胆经，同时右手空握成拳状，用右手后溪叩击左手内关4拍。（后溪：微握拳，第5掌指关节后尺侧的远侧，掌横纹头赤白肉际处。内关：位于前臂掌侧，腕横纹上2寸，掌长肌腱与桡侧腕屈肌腱之间。）

2. 后溪敲列缺：同上动作，用左手后溪叩击右手列缺4拍，再用右手后溪叩击左手列缺4拍。（列缺：以左右两手虎口交叉，一手食指押在另一手的桡骨茎突上，当食指尖到达之凹陷处。）

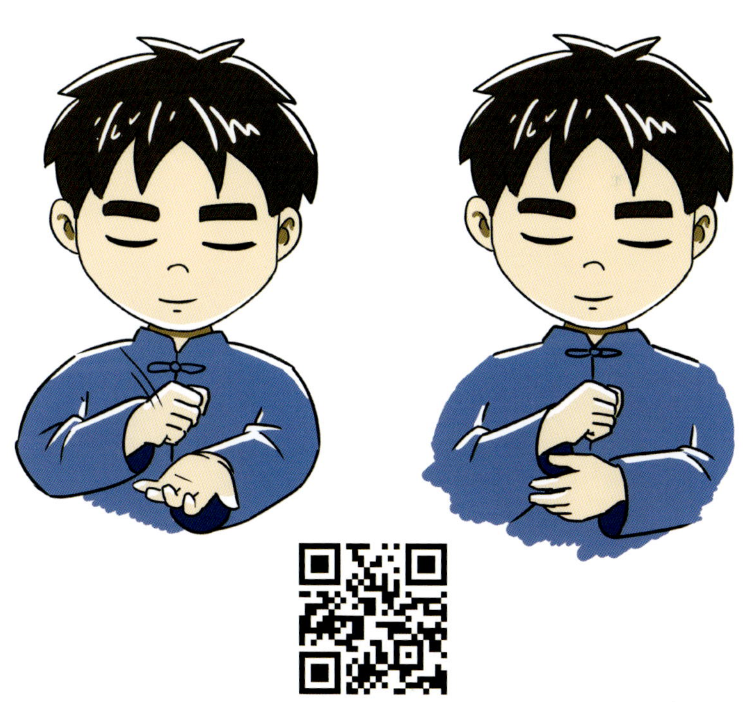

第四式演示视频

第五式　肝胆相照

1. 虚掌拍胆经：双手五指并拢屈曲，虚掌拍打双下肢胆经，自环跳拍至外踝。（环跳：在臀部，股骨大转子最高点与骶管裂孔连线的中、外三分之一交点处。）

2. 虚掌拍肝经：左手虚掌拍打右侧膝关节内侧（曲泉、血海），右手虚掌拍打左侧膝关节内侧；左手虚掌拍打右侧三阴交，右手虚掌拍打左侧三阴交。如此循环。（曲泉：在膝内侧，屈膝，膝内侧横纹头上方凹陷中。血海：屈膝，在大腿内侧，髌底内侧端上2寸，当股四头肌内侧头的隆起处。三阴交：在小腿内侧，内踝尖的上方3寸处，胫骨内侧后缘。）

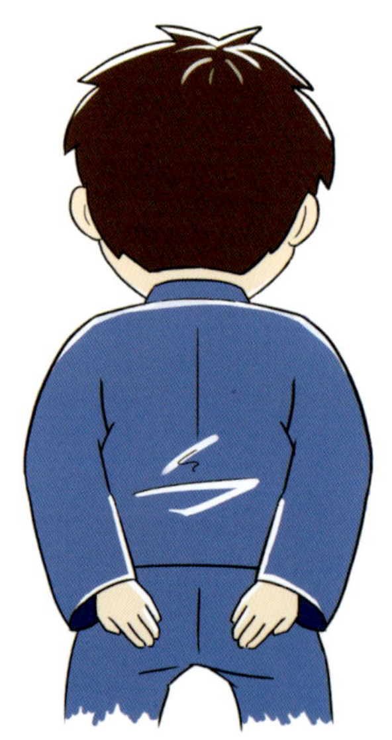

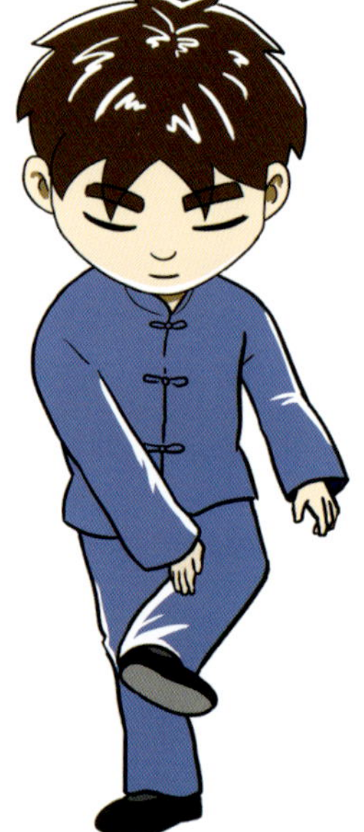

第五式演示视频

第六式　熨面摩腹

并足，掌心互搓至微热，由内向外拂面、熨耳。两手交叠置于中脘，顺时针揉按4次。（中脘：腹正中线，脐上4寸。）

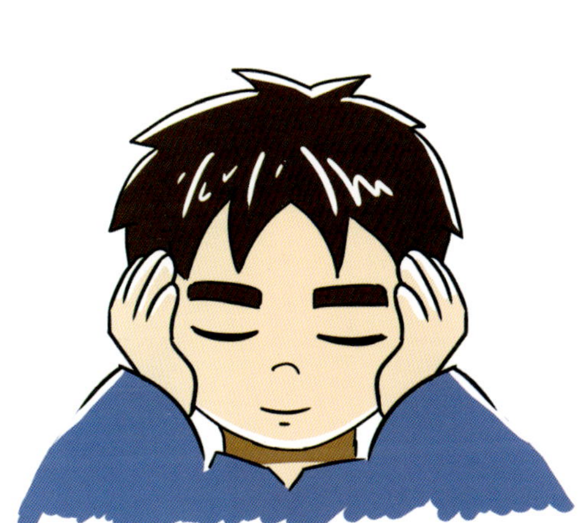

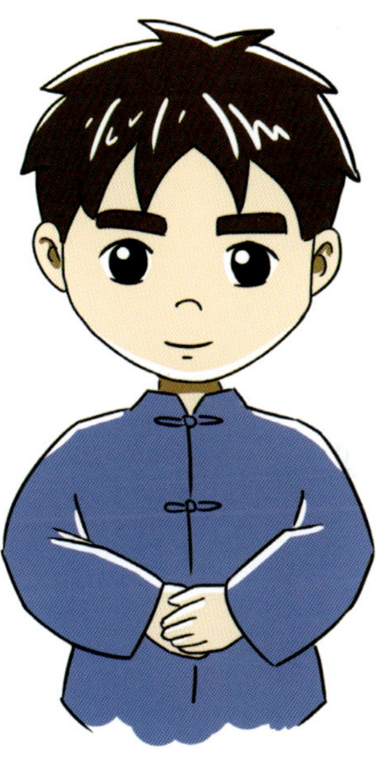

第六式演示视频

第七式　颠足纳气

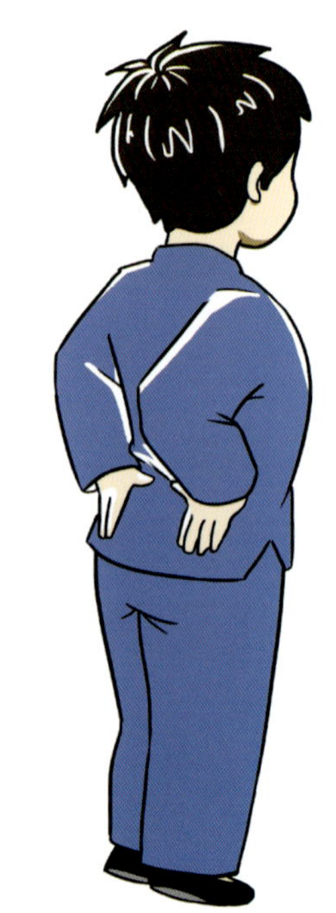

掌心互搓至微热，两手背伸，掌心置于双侧肾俞（攀肾），吸气，提脚后跟，保持平衡，停3秒，呼气，足跟叩地，共做6次。（肾俞：第二腰椎棘突下旁开1.5寸。）

收式　调气宁神

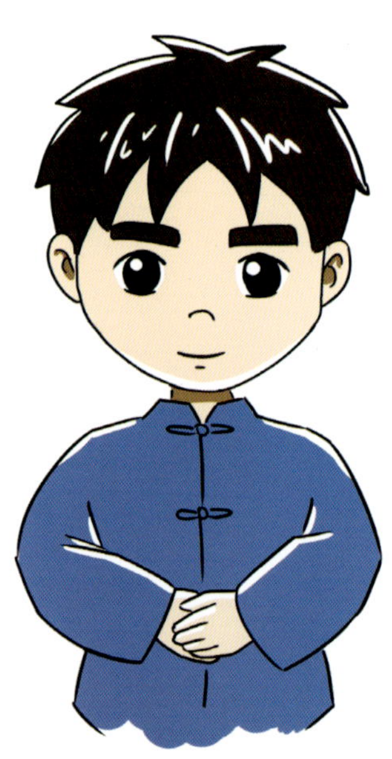

双手交叠状置于脐下，双眼凝视前方，静心调气，神宁心安。

第七式、收式演示视频

师弟，上周布置给你的
任务做好了没有？

呃……
让我先练练减压操。

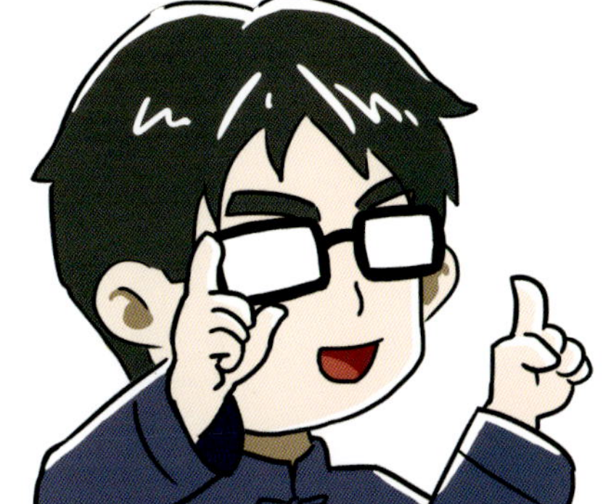

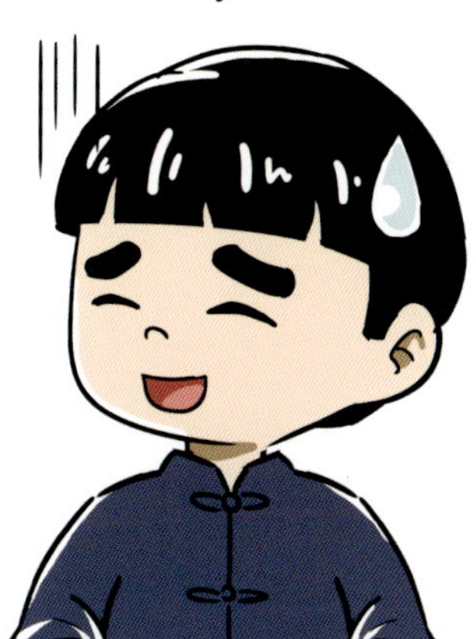

调任通督减压操视频
扫二维码观看

五行音乐

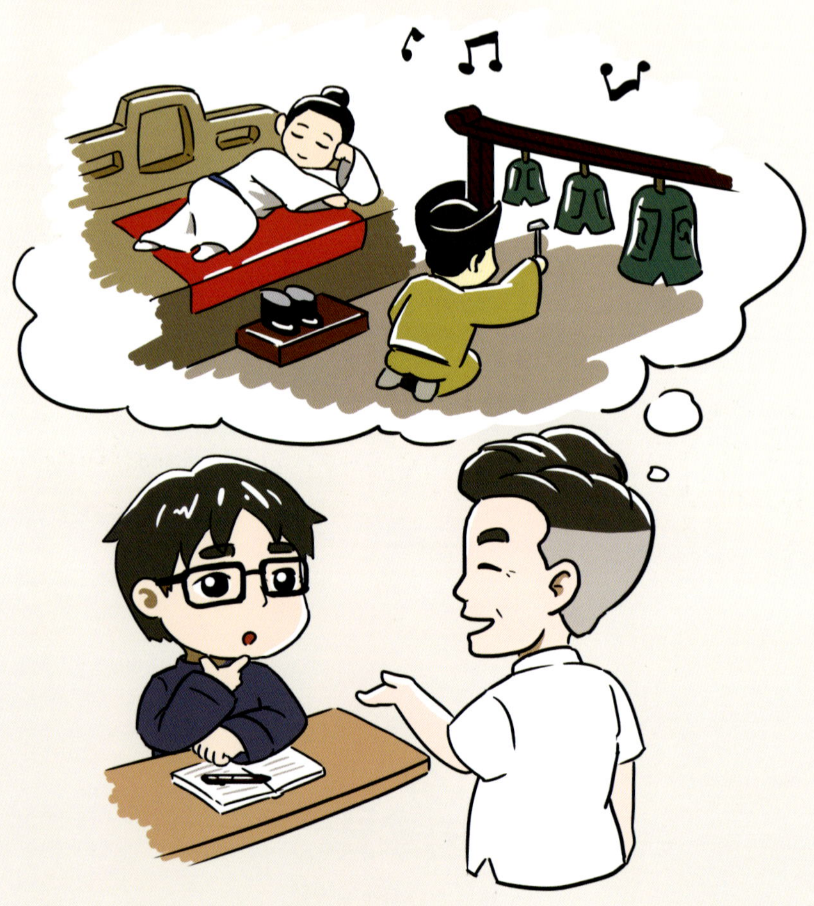

乐，古人写为“樂”，上加“艹”即为“藥”，即药字。古人认为，五音应于五脏，音律可治病疗疾。

《史记·乐书》载：“音乐者，所以动荡血脉，流通精神而和正心也。”《乐论》云：“天下无乐，而欲阴阳调和、灾害不生，亦已难矣。乐者，使人精神平和，衰气不入。”

中医五行音乐疗法是将五音与阴阳五行理论相结合，在五脏、五志的基础上采用五种调式调畅人体气血和阴阳。音乐有催眠的作用，在《魏书·乐志》中就有记载：“晋平公闻清角而巅陨，魏文侯听古雅而眠睡。”

五音就是“宫、商、角、徵、羽”，音调即现在简谱中的1、2、3、5、6，即宫等于1，商等于2，角等于3，徵等于5，羽等于6。

“五脏相音”是五行音乐的核心，根据《黄帝内经》的记载：肝属木，在音为角，在志为怒；心属火，在音为徵，在志为喜；脾属土，在音为宫，在志为思；肺属金，在音为商，在志为忧；肾属水，在音为羽，在志为恐。王冰阐释了五音的不同特性：“角谓木音，调而直也……徵谓火音，和而美也……宫谓土音，大而和也……商谓金音，轻而劲也……羽谓水音，沉而深也。”

正是因为五种不同的频率、音调所对应的五脏不同，所以其个性特征表现也各异。《史记·乐书》曰：“宫动脾而和正圣，商动肺而和正义，角动肝而和正仁，徵动心而和正礼，羽动肾而和正智。”清人祝凤喈云：“宫音和平雄厚，庄重宽宏；商音慷壮哀郁，惨抚健捷；角音圆长通澈，廉直温恭；徵音婉愉流利，雅而柔顺；羽音高洁澄净，淡荡清邈。”

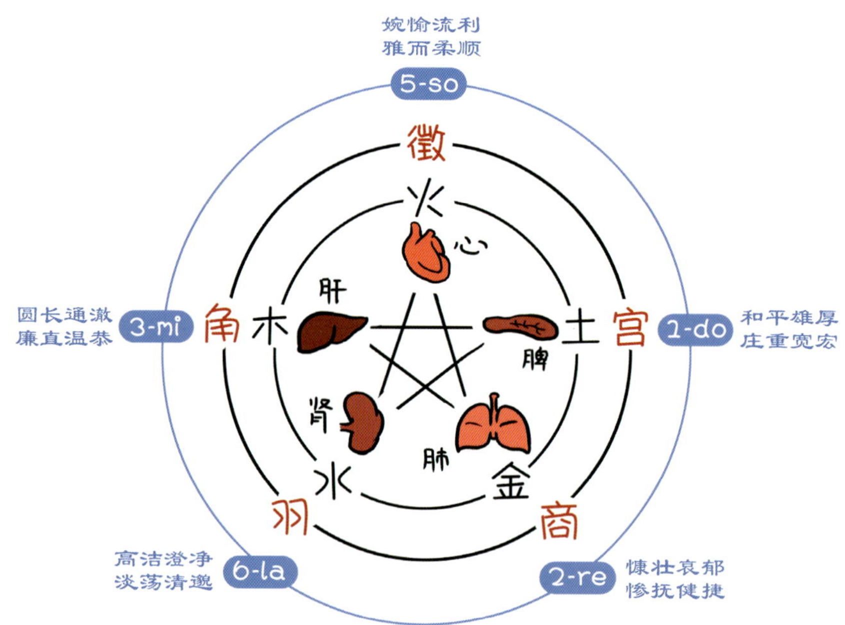

五音作用于人体，以“情志相胜、五音入五脏”理论为基础。其中：

角为木音，通于肝，可以调节机体尤其是肝脏的气机宣发和展放，具有疏理气机、调畅郁滞的作用。

徵为火音，通于心，能促进全身气机上升，具有养阳助心、温厚脾胃的作用。

宫为土音，通于脾，能调节脾胃气机的升降，具有补养脾胃、养肺益肾的作用。

商为金音，通于肺，能使全身气机内收，调节肺气宣发、肃降，具有养阴保肺、补肾利肝的作用。

羽为水音，通于肾，能潜降周身气机，具有养阴保肾、清心潜降的作用。

哦，音乐疗法。
师弟，
你在听什么？
昨晚熬夜写的病历交
上去，被主治师姐骂
了，我正在疗伤……

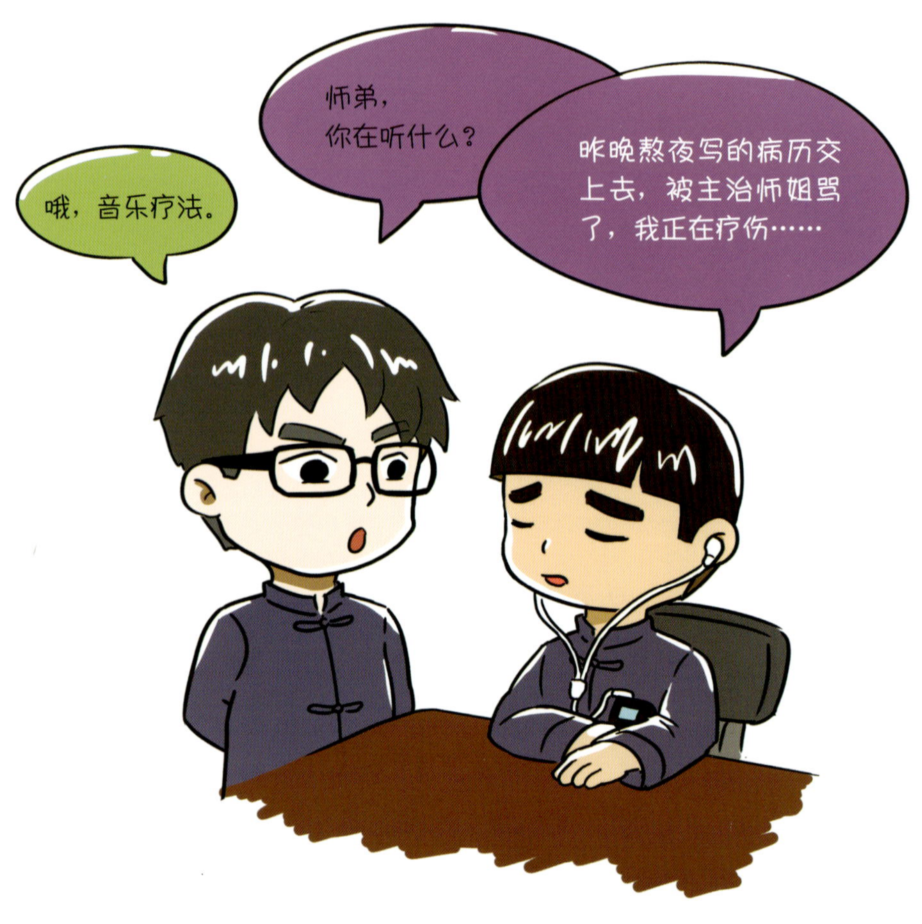

小医甲：说了这么多，失眠的人应该听什么音乐呢？

小医乙：音乐安眠的机制用现代观点来看，是音乐传入体内，使脏腑发生共振，从而影响脏腑生理功能，调节中枢神经和内分泌系统，使机体进入睡眠状态。根据中医阴阳理论，夜晚入睡为阴，为收藏。商音（2-re）和羽音（6-la）为主调的音乐对气机的调节作用是内收潜藏的，所以有镇静、安神、助眠的作用。宫音（1-do）为主调的音乐则能保持全身气机的稳定，帮助气机升降，能消除疲劳，维持睡眠长度。

宁心音乐

对于心气不足、心神不宁的失眠，可选择的曲目有《紫竹调》《步步高》《喜洋洋》《山居吟》《文王操》等。这些曲目以徵音为主，旋律欢快，可养心助阳。

推荐曲目：《紫竹调》

这首曲子运用属于火的徵音和属于水的羽音配合，补水可使心火不至于过旺，补火又可使水气不至于过凉，可宁心安神，交通心肾，适宜心悸、心烦、胸口烦热、烦躁不安、不能入眠的人群收听。

疏肝音乐

肝常见的问题是肝气郁滞、肝阳上扰，表现为乳房胀痛、口苦、痛经、舌边部溃疡、眼部干涩、胆小、容易受惊吓等。肝宜条达、宜柔养，对于肝郁失眠，适宜的曲目是《胡笳十八拍》《春风得意》《江南》《丝竹乐》《姑苏行》《江南好》等。这些曲目以角音为主，曲调特点为悠扬、深远、舒展、春意盎然、生机勃勃。

推荐曲目：《胡笳十八拍》

这首曲子商音稍重，可以克制体内过多的木气，同时婉转地配上了属于水的羽音，水可以很好地滋养木气，使之柔软、顺畅，适宜脾气暴躁、抑郁烦闷、高血压、失眠的人群收听。

健脾音乐

健脾养胃的音乐为土音，特点是柔和、流畅、庄重，如大地般辽阔宽厚。对于脾虚、气血不足的失眠者，可以选听《春江花月夜》《塞上曲》《月光奏鸣曲》《十面埋伏》等。

推荐曲目：《春江花月夜》

《春江花月夜》最早叫《浔阳箫鼓》，为宫调式乐曲。全曲有10段，分别是江楼钟鼓、月上东山、风回曲水、花影层叠、水深云际、渔歌唱晚、回澜拍岸、桡鸣远濑、欸乃归舟和尾声。旋律古朴和谐、雍容典雅，音韵舒缓明快。

养肺音乐

养阴补肺的音乐为金音，特点是铿锵有力、高亢悲壮、雄伟。对于肺气虚的失眠伴有轻咳、气短等，可以选听《阳春白雪》《黄河》《将军令》《金蛇狂舞》等。

推荐曲目：《阳春白雪》

《阳春白雪》是一首广泛流传的优秀琵琶古曲，相传是春秋时期晋国师旷或齐国刘涓子所作。“阳春”取万物知春、和风荡涤之意，“白雪”取凛然清洁、雪竹琳琅之音。该曲以商调式为主，以清新流畅的旋律、活泼轻快的节奏，生动表现了冬去春来、大地复苏、万物向荣、生机勃勃的初春景象。

补肾音乐

肾是先天之本，经常熬夜、过度劳累、喝酒喝浓茶都会伤肾。有面色晦暗、腰膝酸软、小便不利或尿频、性欲低下、失眠多梦、五更腹泻等肾虚证表现者可以选听《梅花三弄》《梁山伯与祝英台》《二泉映月》《平沙落雁》等。

推荐曲目：《梅花三弄》

这首曲子用属金的商音和属水的羽音搭配，曲调柔润、苍凉、悠远清澈，如行云流水，五音融洽。一曲听罢，肾中精气渐隆，令人神清气爽，倍感轻松。

香熏

我国自古以来就有
用芳香药物
辟秽除邪、强身健体、
治疗疾病的习惯。
相关记载可追溯到殷商时期。

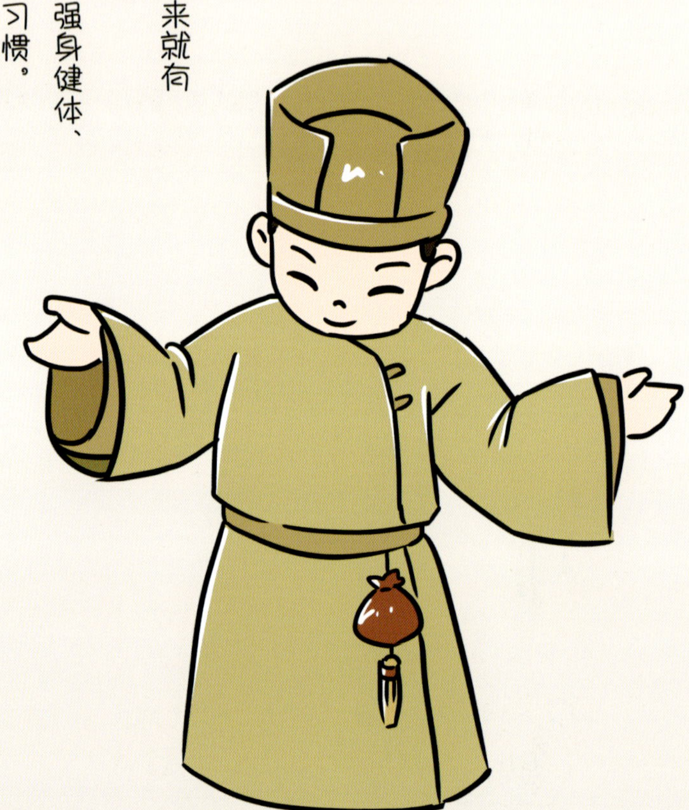

中医香熏疗法指的是将芳香中药制成烟熏、香囊、喷雾等合适的剂型，通过鼻腔、口腔或皮肤渗透入体内，以发挥药效的治疗方法。

香熏疗法在我国历史悠久，出自殷商时期的甲骨文上就记载有熏燎、艾热和酿制香酒的习俗，周代更有佩戴香包、蓄兰沐浴之说。

中医认为人体是一个有机的整体，以五脏为中心，各脏腑器官组织之间密切联系，相互协调，共同完成生命活动。中医有“鼻窍通脑”之说。脑为元神之府，精髓之海，心为神之体，脑为神之用，故心脑亦相通。不寐的病位在心，鼻与心脑相通，故可通过吸嗅等鼻腔给药方式进行香熏治疗。

唐代孙思邈的《备急千金要方》中就记载了37个芳香类药物治疗不寐的医方，多数应用石菖蒲、肉桂、干姜、生姜和陈皮等药物。现在也常将芳香类药物制成香囊佩戴，或把香熏植物制作成精油来使用。

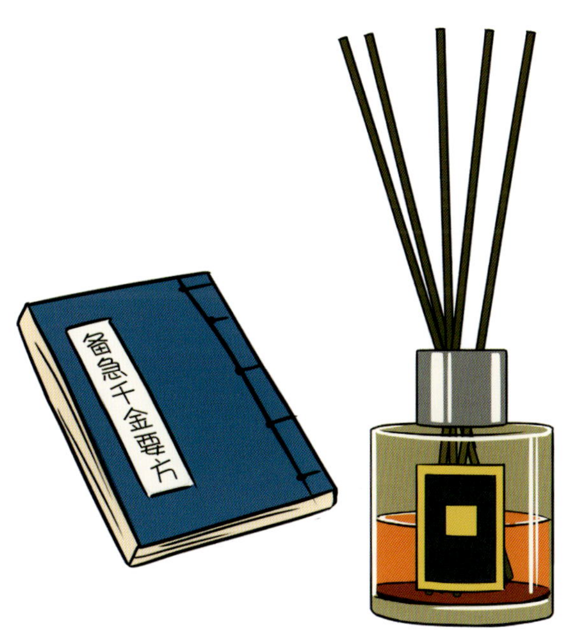

香熏常用药物

檀香

檀香树是一种名贵珍稀的树，原产于印度及印度尼西亚。在中国，檀香的使用也有着悠久的历史，檀香是檀香树的木质心材，味辛，性温，归脾、胃、心、肺经，能行气止痛，散寒调中。其气味沉郁芳香，可宽胸行气，闻之可静心宁神，也是佛教寺院常采用的上等香材。檀香的香味有安心养神之用，是助眠香熏的主要香材。

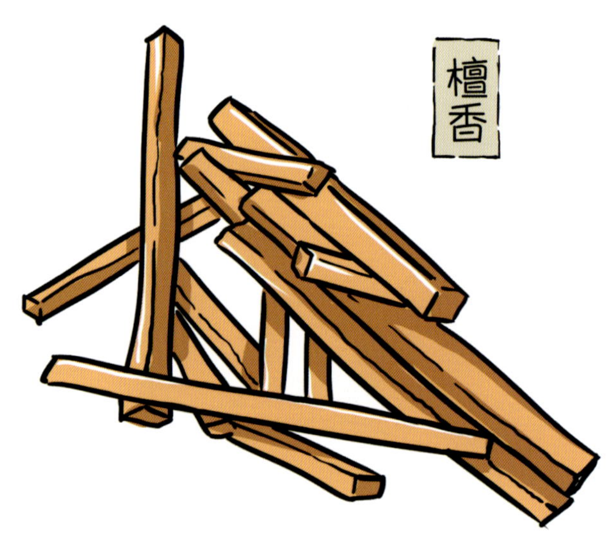

沉香

沉香又名蜜香、栈香、沉水香等，是瑞香科植物白木香含有树脂的木材，分布于广东、海南、广西、福建等地。性微温，味辛、苦，归脾、胃、肾经，具有行气止痛、温中止呕、纳气平喘的作用。其香气淡雅、轻柔、养神，对入睡和提高睡眠质量具有一定作用，是助眠香熏的上等香材。

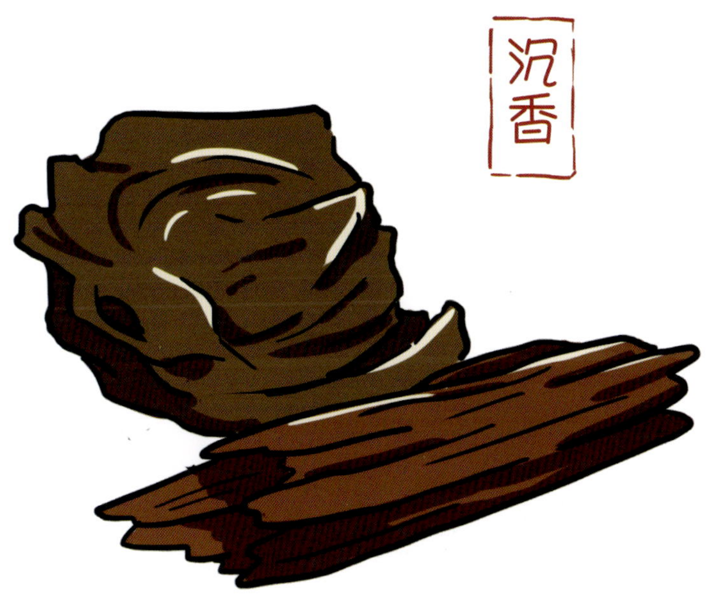

薰衣草

薰衣草，是唇形科薰衣草属植物，被誉为“宁静的香水植物”。

薰衣草味辛，性凉，气味芳香，是公认的最具有镇静、舒缓、催眠作用的植物。它能舒缓紧张情绪、镇定心神、平息静气。薰衣草是制作香熏精油和用来治疗神经衰弱、失眠的常用植物。

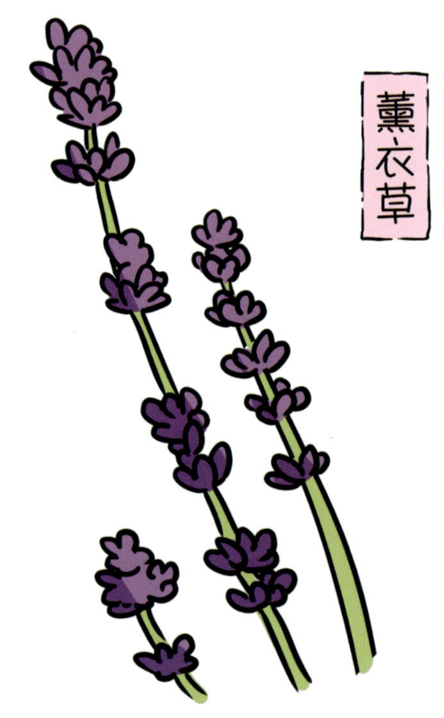

玫瑰花

玫瑰花，是蔷薇科植物玫瑰的干燥花蕾。味甘、微苦，性温，归肝、脾经。具有疏肝解郁、活血止痛的功效。主要用于肝郁引起的烦躁郁怒、胸胁脘腹胀痛、呕呃食少，肝郁气滞引起的月经不调、经前乳房胀痛，以及跌打损伤、瘀血肿痛。其芳香气味能疏肝解郁、安神助眠，是改善睡眠的常用香熏药物，可用于制作香囊或玫瑰精油。

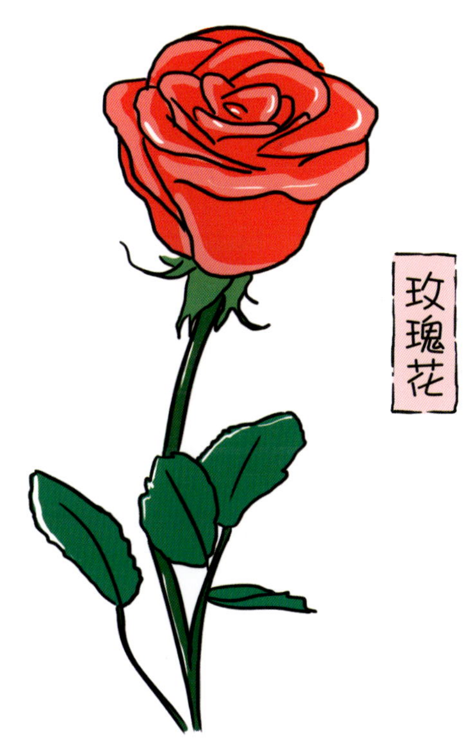

合欢花

合欢花，是豆科植物合欢的干燥花序或花蕾，味甘，性平，归心、肝经，具有解郁安神、活血消肿的功效。主要用于心火肝郁引起的失眠多梦、心烦易怒、眼红目赤、胸闷纳呆诸症。合欢花具有凝神静心、解郁助眠的作用，将其制作成香囊随身佩戴，可有效改善睡眠质量。

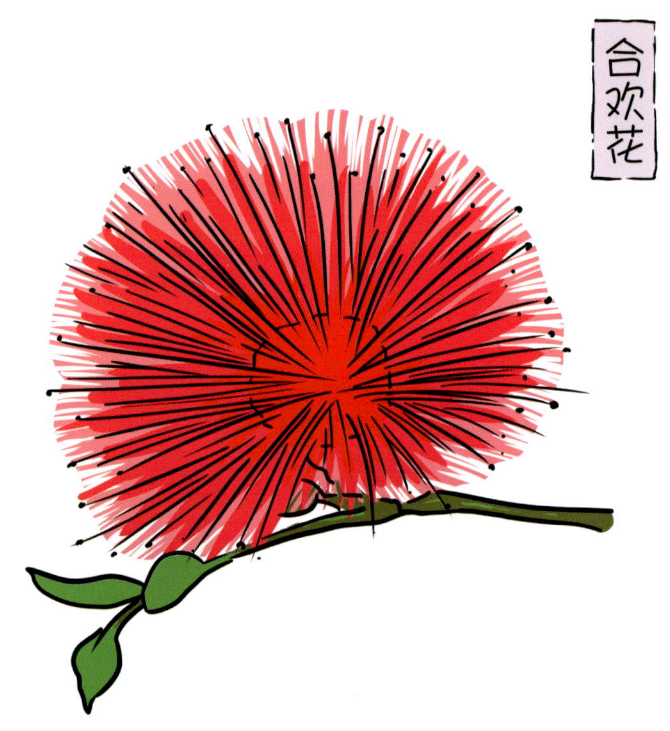

橙花

橙花，别名苦橙花，为芸香科柑橘属植物的花，其香味轻淡、纤巧、清新，具有安神助眠、清心解郁、调节情绪的作用，可将橙花香熏精油直接滴在枕头上以改善睡眠质量。

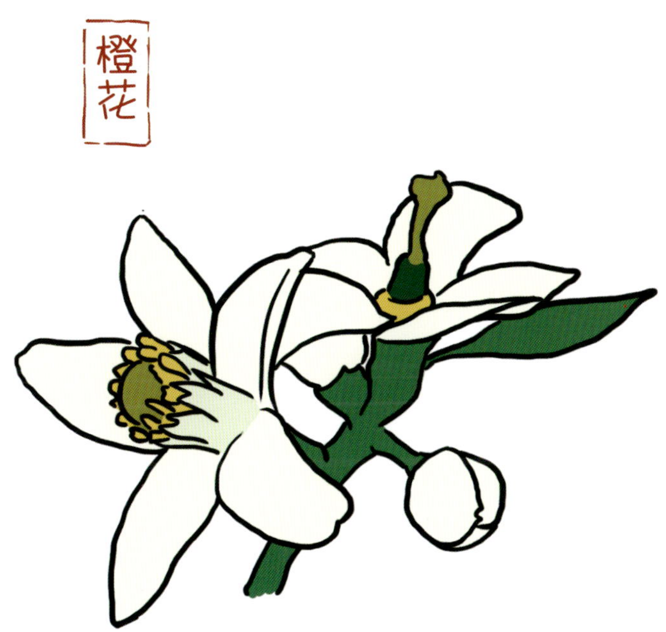

香囊制作

香囊又名香袋、花囊。汉代《礼记》有云："男女未冠笄者……衿缨皆陪容臭。"容臭即香囊，说明汉代未成年的男女都是佩戴香囊的。它是用彩色丝线在彩绸上绣制出各种内涵丰富、博大精深的图案纹饰，缝制成形状各异、大小不等的小绣囊，内装由多种气味浓烈芳香的中草药研成的细末。

所需材料

制作香囊可以采用助眠的芳香药物，如檀香、玫瑰、薰衣草、薄荷等，将上述药材捣碎后，放入香囊袋中，香囊囊体可采用单面绒布等布面材料，囊体可根据需要做成多种造型和花色，如吉祥物、生肖动物、卡通人物等，晚上将香囊放置在床头即可。下面介绍几个香囊配方。

1. 安神助眠方： 酸枣仁15克，茯神10克，远志10克，合欢花10克，玫瑰花10克，夜交藤10克，琥珀2克，生白术10克。

2. 疏肝安神方： 玫瑰花20克，合欢花20克，檀香10克，甘松5克，薰衣草15克，石菖蒲10克，冰片3克，薄荷20克。

3. 清心安神方： 合欢花30克，干柠檬15克，远志10克，金盏菊15克，百合花20克。

4. 和胃理气方： 砂仁10克，柏子仁15克，白芍20克，合欢皮20克，薰衣草15克，远志10克。

足浴

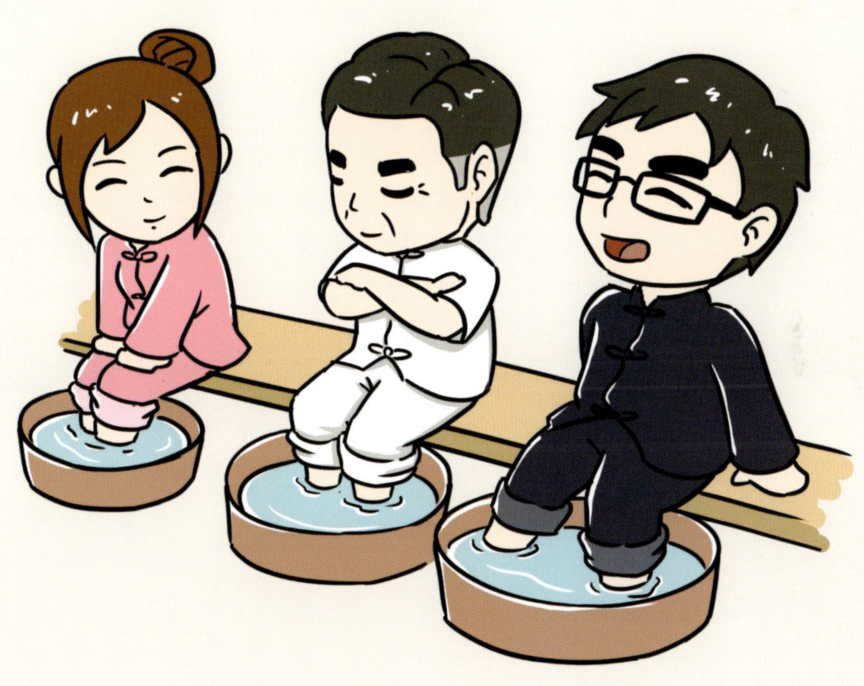

中药足浴是中医外治的一种，是采用中药配方煎煮，取中药药液泡足的一种方法。足浴时以适当温度的中药药液先熏蒸双足及小腿，然后浸泡双足，通过药效和热力作用于足部，使药物更好地刺激足部穴位和反射区，以促进血液循环，调和气血，疏通经络，从而调节人体阴阳平衡与脏腑功能，进而改善睡眠。其中，要注意的是不要在过饱或过饥的时候进行足浴；糖尿病患者、下肢静脉曲张患者、足癣等皮肤病患者、心脑血管疾病患者足浴时间不宜过久，温度不宜过高。

现代医学认为，中药泡浴通过对皮肤的温热刺激作用以及药物的作用，可产生一系列使情绪轻松、肌肉松弛、睡眠改善、身心舒畅的效果。足为足三阴经（肝、脾、肾）之始，足三阳经（胃、胆、膀胱）之终，所以常常选择小腿和足部作为中药泡浴的部位。

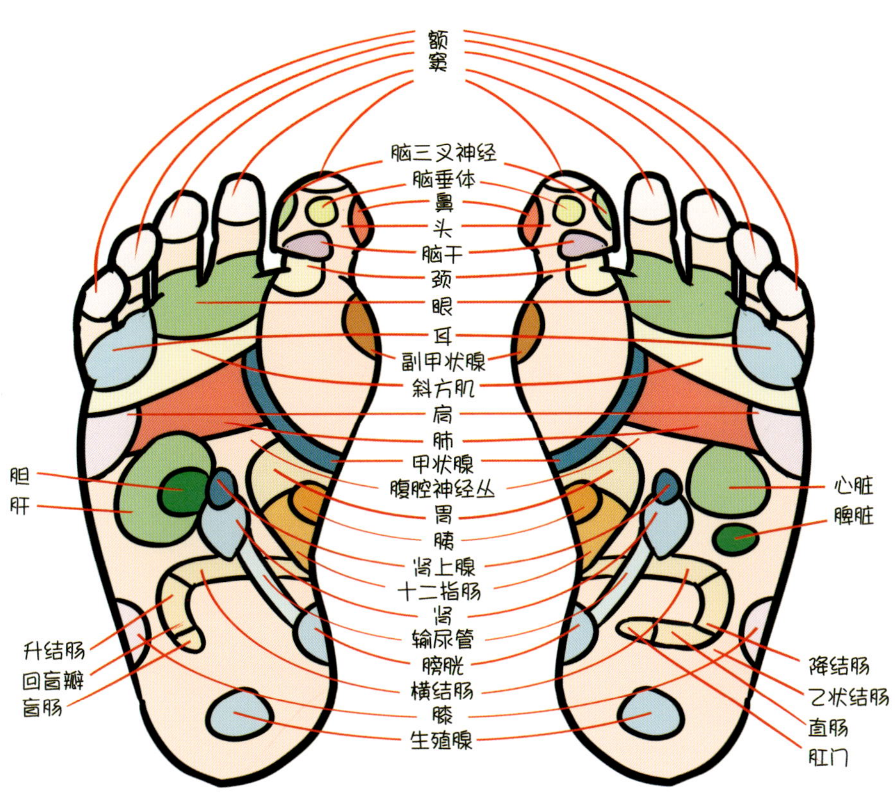

中药足浴治疗失眠的机制主要有以下5个方面：

（1）足浴可以通过热水的温度作用促使足部的毛细血管扩张，使更多的血液流向下肢的末梢血管，从而导致大脑血流量相对减少，人就会产生困倦感。同时，血液循环加快还可改善新陈代谢，消除疲劳，提高睡眠质量。

（2）沐足时的温热刺激可增加足部皮肤的通透性，加快足部微循环，从而加速药物的透皮吸收，增加药物的血液浓度。

（3）足部存在各种反射区，与人体的各个脏腑器官相对应，人体脏腑器官的生理病理信息都可以客观反映于足部反射区上，通过对这些反射区进行适当刺激，可以达到疏通经络、调和气血、平衡脏腑的作用。

（4）足部与全身所有脏腑经络均有密切关系，足底位于人体最下部，为足三阴经起始部位，足三阳经亦循行足底，刺激足部穴位可更好地调节阴阳，疏通经络。

（5）涌泉为全身腧穴的最下部穴，是肾经的首穴，刺激涌泉可使心肾相交，从而宁心安神。

可以用煎服的中药再煎后取药汁兑温水进行足浴，也可以采用以下足浴方：

1. 疏肝安神方：柴胡6克，黄芩6克，法半夏6克，党参6克，炙甘草6克，茯苓30克，煅龙骨30克，煅牡蛎30克，珍珠母30克，桂枝6克，郁金6克，远志6克，香附6克，生地黄6克，制首乌6克。

2. 柔肝解郁方：沙参10克，麦冬10克，枸杞子10克，当归10克，生地黄18克，川楝子6克。

3. 理气安神方：青皮10克，柴胡10克，枳壳5克，川楝子5克。

4. 清热和血方：荷叶30克，泽泻20克，黄芪15克，防己15克，玫瑰花15克，生姜5克。

5. 清心安神方：生地黄20克，当归15克，柏子仁20克，夜交藤20克，炒酸枣仁20克，灵磁石30克，肉桂15克，龙骨20克，炒远志20克，甘草6克。

6. 活血化瘀方：当归50克，红花、苏木、泽兰、生地黄、桂枝各30克。

7. 交通心肾方：当归10克，丹参10克，熟地黄10克，黄连10克，麦冬20克， 酸枣仁30克，柏子仁10克，夜交藤15克。

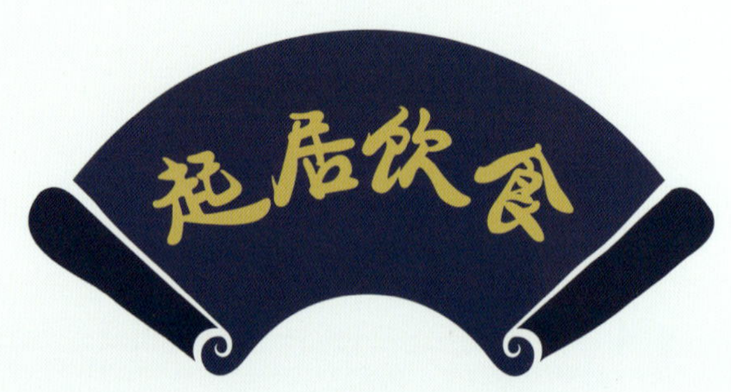
起居饮食

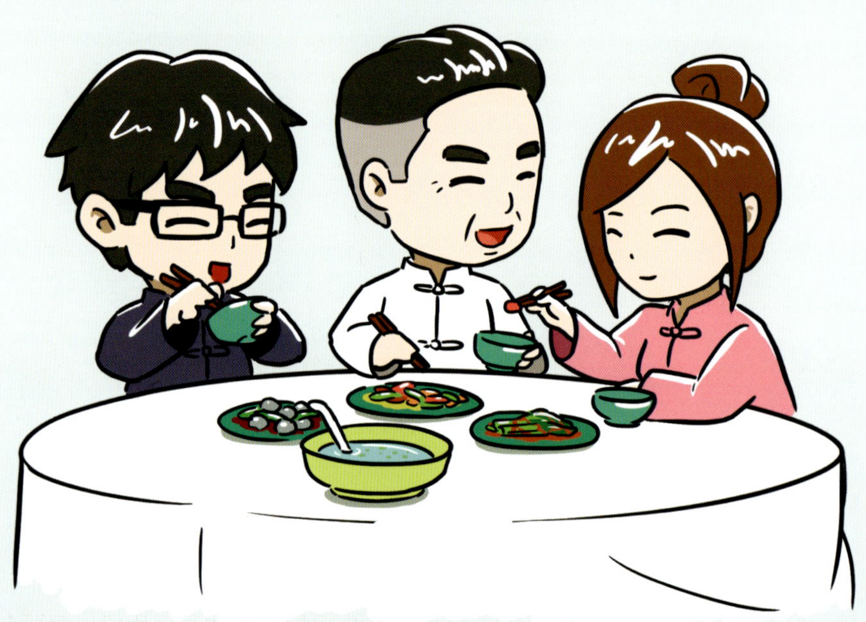

起居

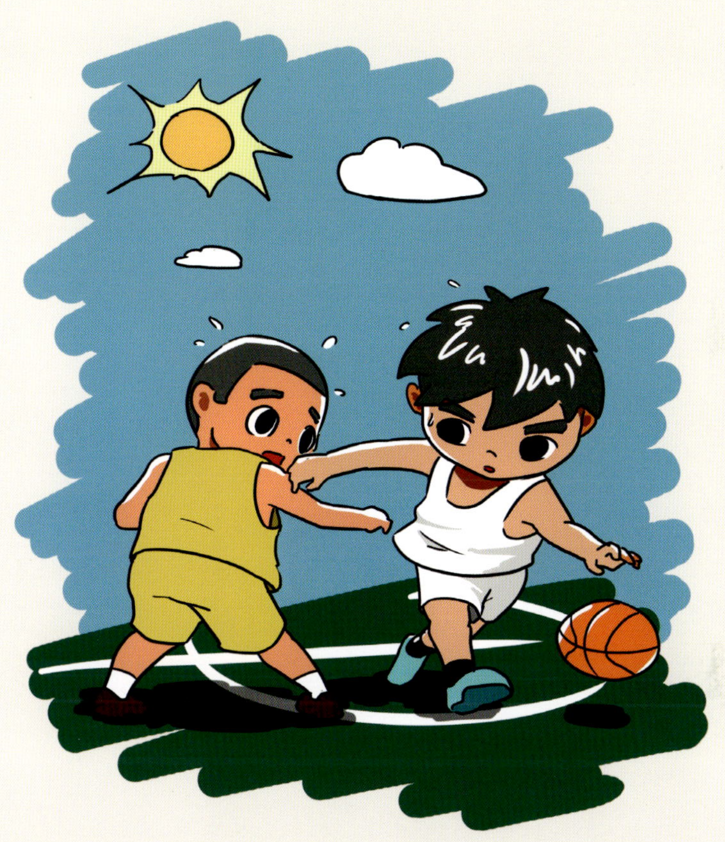

古人言："日出而作，日落而息。"息是放松，是休息。我们作息要有规律，现在人们由于工作忙碌，或生活节奏紊乱，常晚上熬夜，白天补觉。长此以往，则容易导致失眠。唐代白居易在《张常侍池凉夜闲宴赠诸公》中说："朝忙少游宴，夕困多眠睡。"即白天适当忙碌，晚上自然困乏，容易入睡。

睡眠前的准备

有的人会感到奇怪，睡觉也要准备吗？困的时候自然就睡着了。要知道睡眠是我们每天的一项重要的生理活动，我们需要调适到最佳的状态来获得良好的睡眠。许多睡眠良好的人，其实是在不自知地保持着一种良好的睡眠习惯。

寝室

睡眠要有安静舒适的寝室环境。睡眠是心神内守的生理活动，要避免外界的侵扰，因此，居室要静，避免五官感受上受到外界的刺激，即没有噪声和光线等的干扰。现在的城市环境，道路上车水马龙，机动车的噪声，自然会影响睡眠，还有睡眠时室内要关灯，灯光也会刺激视觉，导致脑神经不能放松休息。

除了安静外，寝室还要有安全感、舒适感。安全感是人与生俱来的自然需要，婴儿在出生后，在襁褓的包裹下，就会比较安静，睡眠安稳。古代的床，三边有护栏，也是增加安全感的需要。安全和舒适的感受因人而异，比较敏感、容易紧张焦虑的人对安全、舒适的寝室需求更高些。

寝室还要避风。孙思邈在《备急千金要方》中说："凡人居止之室，必须周密，勿令有细隙，致有风气得入。小觉有风，勿强忍之，久坐必须急急避之，久居不觉，使人中风。"睡眠时，要避免被从门窗进来的风直吹。风扇、空调吹袭，也会使人感受风邪而生病。

卧具

舒适的床是良好睡眠的重要保障。床以木质为佳，要高低适宜，宽大舒适，床面结实安稳，床褥软硬适宜，被子重量合适，床头有栏。这样可以令人睡眠时有安全感，并在入睡后保持经络气血通畅。

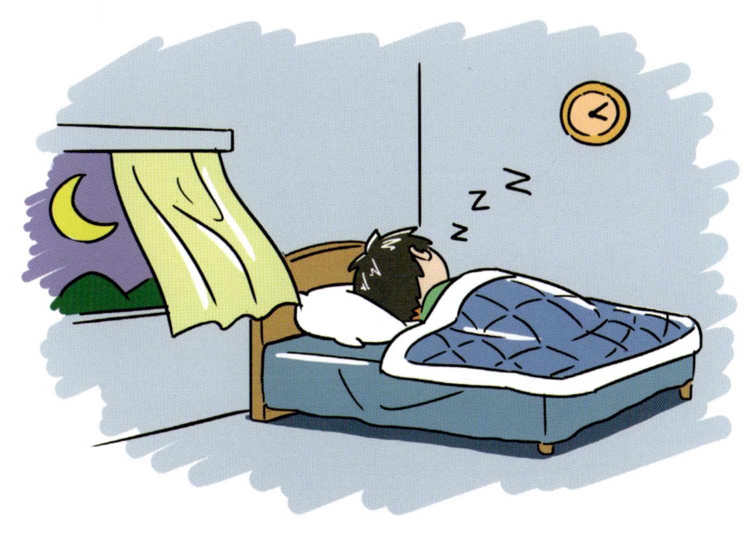

精神

孔子曰“食勿语，寝不言”，又说“寝不尸，居不客”。这是指导我们养生起居、保证良好睡眠的精妙之言。我们在准备睡眠前的一段时间（半小时左右），要停下紧张的活动，如加班、看情节恐怖紧张的电视节目、大声聊天、苦思冥想等，要洗澡更衣，不看手机，不思不想，把家里的灯光调暗，让自己安静、舒缓下来，头脑放松，准备入睡。一般这样做之后，睡意会很快来临。

睡姿

睡姿对睡眠质量是有影响的。“寝不尸”意思是睡觉不宜四仰八叉地仰卧，那样会神气宣散。古人言：“眠作狮子卧。”意思是屈曲下肢睡眠最好，可以养气存神。具体来说就是右侧卧位，脊柱自然舒展，屈髋、屈膝，这时人体处于最安稳、放松、养气的状态。同时睡眠不宜张口呼吸。

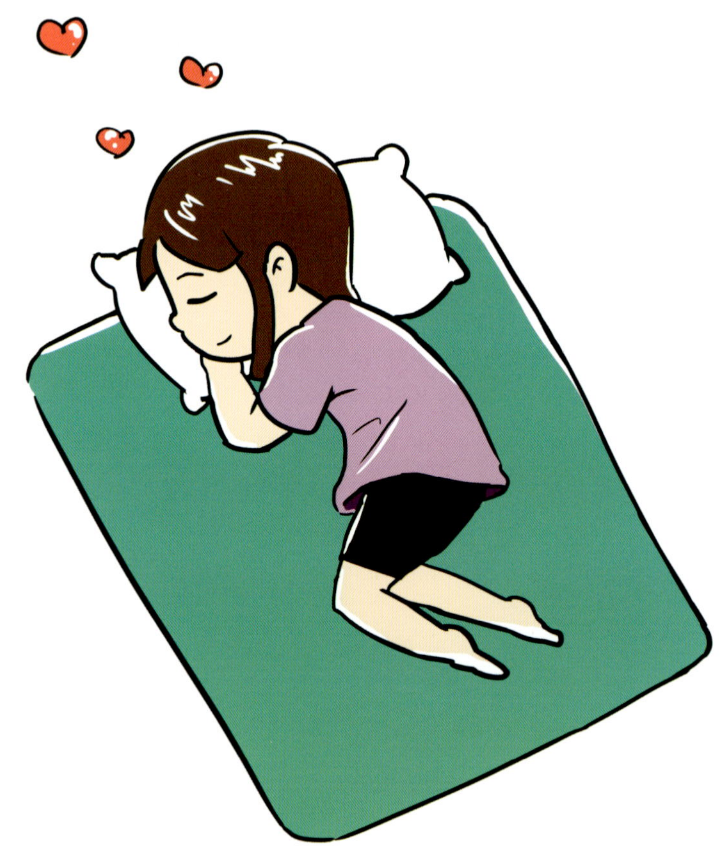

食疗

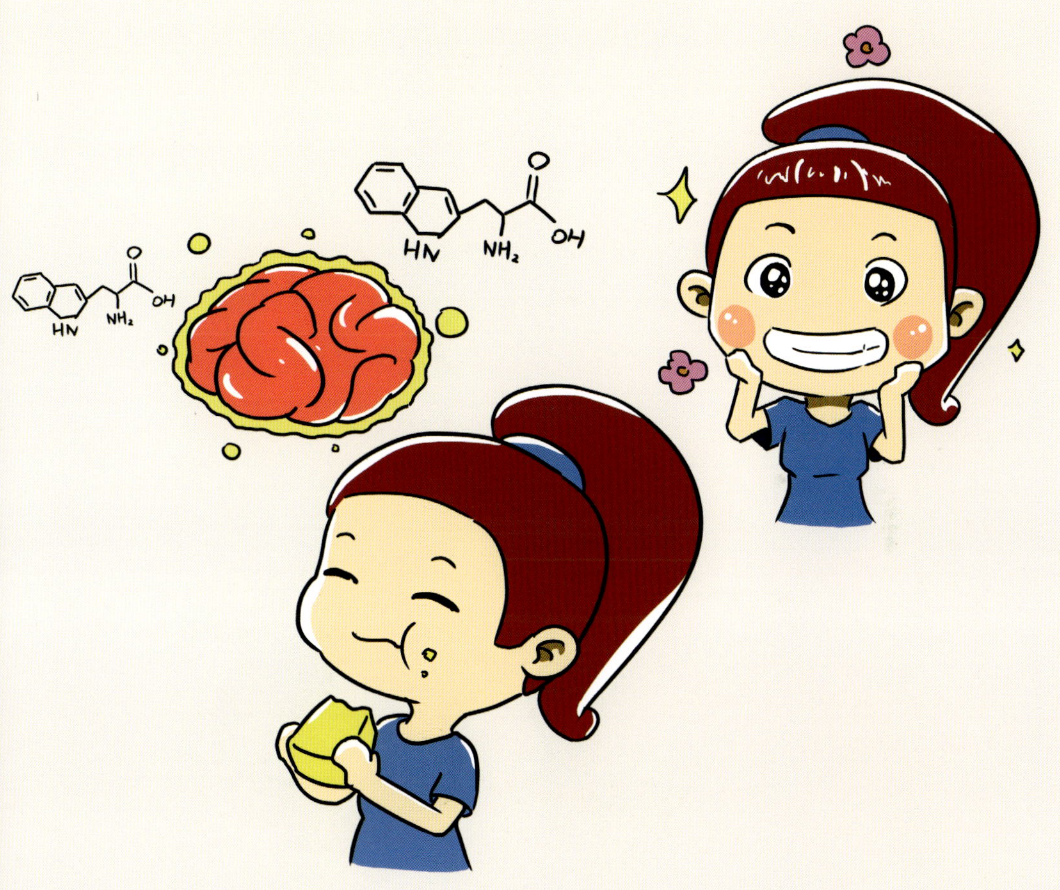

小米

小米在五谷中叫“稷”，又称“粟”，俗称小米，其色黄，黄色属土，因此小米有温养脾胃的作用，脾胃阳气不足的人就可以经常吃小米粥。李时珍认为，喝小米粥可以补虚、健脾胃。小米对于脾胃虚弱而致睡眠不安者特别适宜。

从营养成分上看，小米在所有的谷物当中含色氨酸最为丰富，此外小米还含有大量的淀粉，吃后容易让人产生饱腹感，可以促进胰岛素的分泌，提高脑内色氨酸的含量。

适宜人群

日常脑力劳动较多的人群，脾胃虚弱的人群。

食疗方

小米粥。

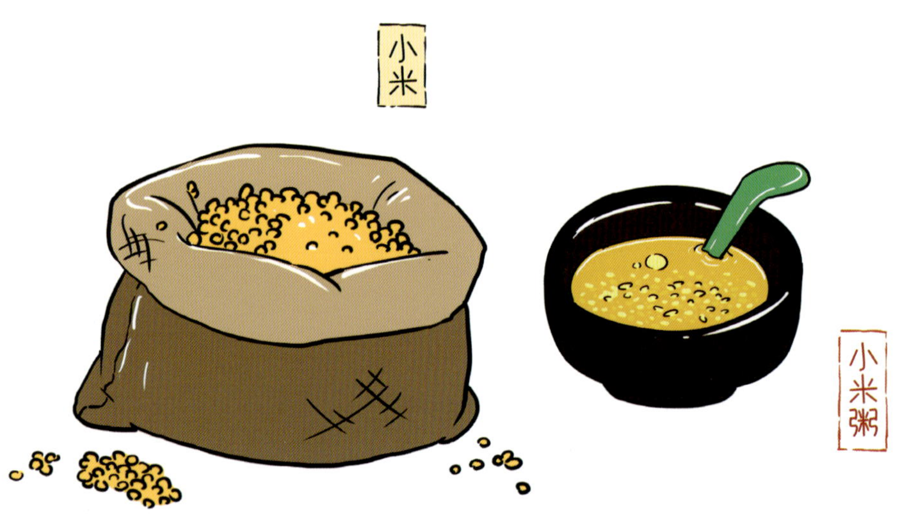

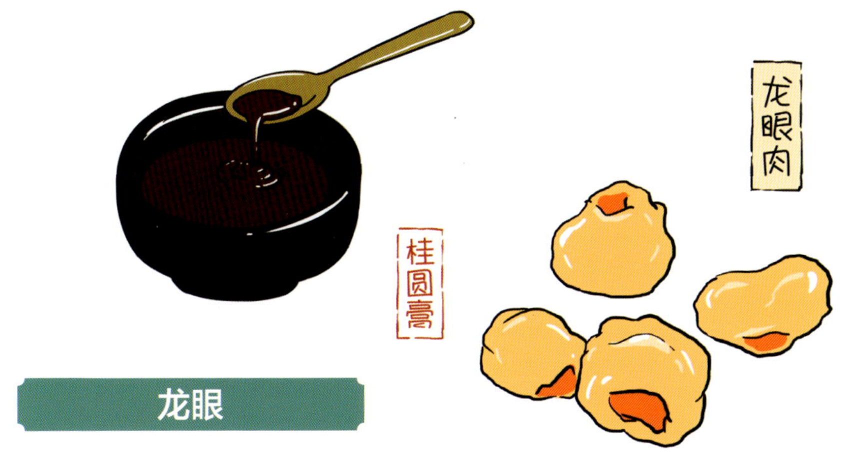

龙眼

龙眼也叫桂圆，是岭南夏季的常见水果，也是华南四大珍果之一，味甘，性温，归心、脾经，能补益心脾、养血安神，可以用于气血不足导致的心悸怔忡、健忘失眠。《本草求真》曰：“龙眼气味甘温，多有似于大枣，但此甘味更重，润气尤多，于补气之中，又更存有补血之力，故书载能益脾长智，养心保血，为心脾要药，是以心思劳伤而见健忘、怔忡、惊悸，及肠风下血，俱可用此为治。”

从营养成分上看，龙眼含葡萄糖、蔗糖和维生素A、维生素B等多种营养素。其中含较多的是蛋白质、脂肪和矿物质。中医常用干燥的果肉入药，称为龙眼肉，能补益心脾、养血安神。

—— 适宜人群 ——

体质虚弱、血虚、面色萎黄无华，而见倦怠、时常心悸、失眠早醒的人群。

—— 食疗方 ——

1. 每天早、晚各食龙眼干10~15克。
2. 用龙眼肉酌加冰糖或白糖，熬制成膏，日服2次，每次5~10克。
3. 龙眼莲子糯米粥。龙眼10克，莲子10克，糯米50克，冰糖10克，煮粥食用。

百合

百合是百合科植物百合或细叶百合的肉质鳞叶，味甘，性寒，归肺、心经，有养阴润肺止咳、清心安神的功效。

从营养成分上看，百合含有蛋白质、糖、淀粉、钙、磷、铁、维生素B、维生素C等，还含有秋水仙碱等多种生物碱，具有良好的营养滋补作用。

适宜人群

经常熬夜，导致伤阴、烦热失眠的青壮年人群。

食疗方

1. 百合炒香芹，既美味可口，又能健脾理气、清心安神。
2. 百合莲子红枣糖水。百合10克，莲子10克，红枣10克，冰糖10克，煮水食用。

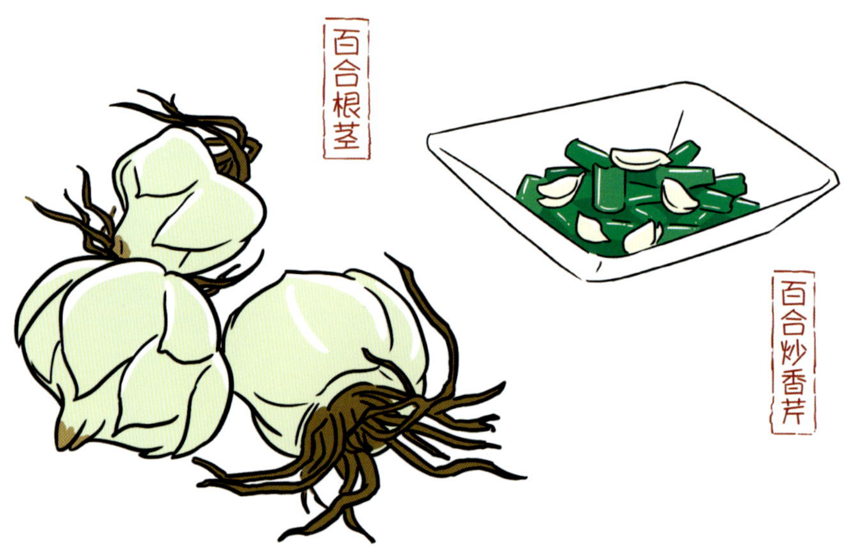

大枣

大枣，又名红枣，是鼠李科植物枣的成熟果实，味甘，性温，归脾、胃、心经，能补脾胃、补中益气、养血安神、缓和药性，对于心脾两虚、心血不足的失眠有很好的治疗作用。大枣始载于《神农本草经》："大枣安中养神，助十二经……补少气少津，身中不足，大惊，四肢重，和百药。"《本草汇言》曰："此药甘润膏凝，善补阴阳、气血、津液、脉络、筋俞、骨髓，一切虚损，无不宜之。"可见，大枣有很好的补益安神作用。

从营养成分上看，大枣富含维生素C，有"天然维生素丸"之称。除维生素C外，还含有胡萝卜素、核黄素、钙、磷、铁等营养素，有促进肝脏合成白蛋白的功能。大枣还含有环磷酸腺苷，可扩张血管、营养心肌。

适宜人群

从事劳倦伤神工作的人群，表现为气血不足，失眠多梦早醒，女性月经量少、色淡的人群。

食疗方

大枣党参炖瘦肉。大枣3枚，党参10克，瘦肉20克，纯净水300毫升，炖服。

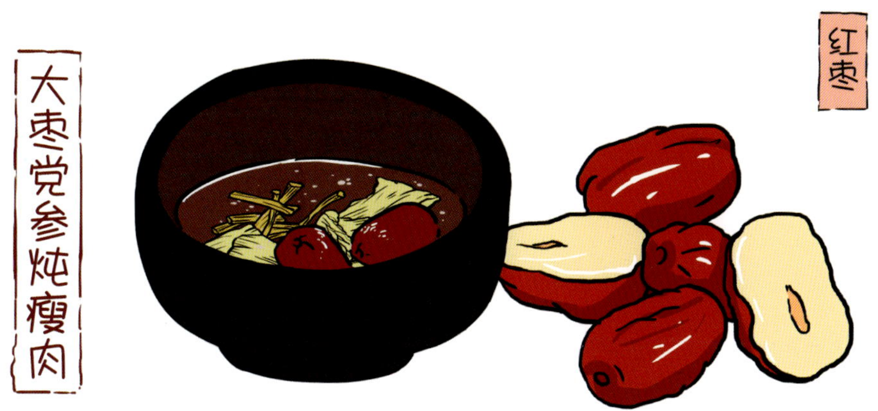

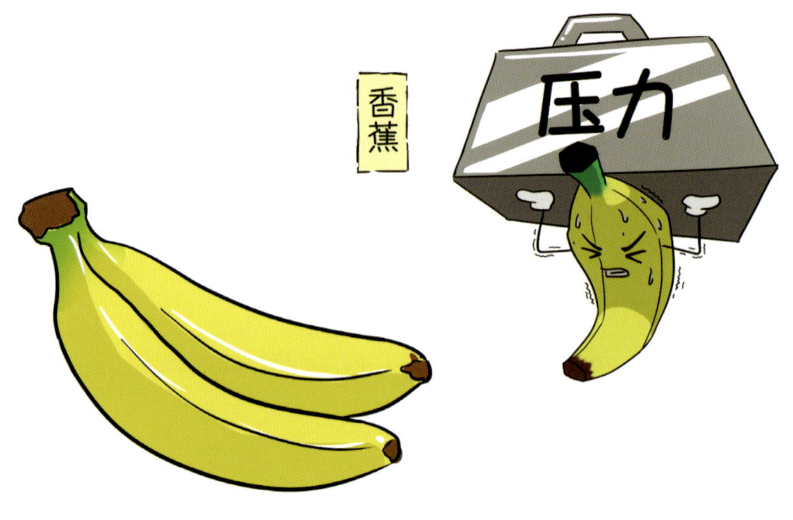

香蕉

香蕉是岭南四大名果之一，味甘，性寒，可解肌热、止烦渴、润肺通便。其气味芬芳，软糯香甜，还能清热安神、缓解焦虑、降血压、抗癌。

从营养成分上看，香蕉含有蛋白质、糖、淀粉、果胶和各种维生素，还含有钾、镁、钙、磷、铁等矿物质，而且香蕉所含有泛酸等成分，是人体的“开心激素”，能促使大脑产生5-羟色胺，解除忧郁，使人心情愉悦。

—— 适宜人群 ——

平时工作紧张，压力大，难以入睡，兼有便秘的人群。注意：香蕉性寒，脾胃阳气不足、寒湿内蕴的人群不宜食用。

—— 食疗方 ——

直接食用，每天1～2根，不宜多食。

芹菜

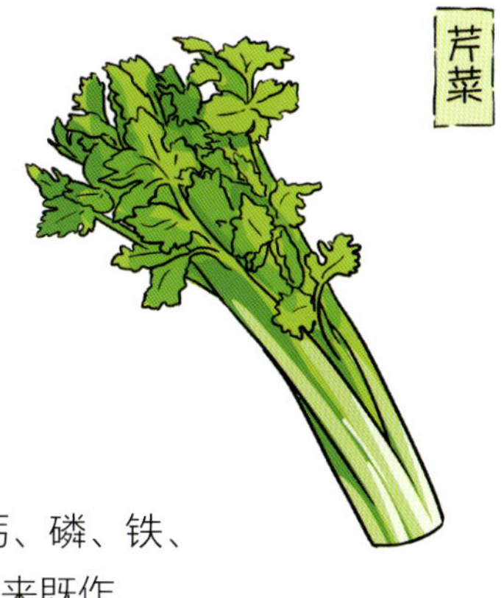

芹菜是指伞科植物旱芹。其味甘，性凉，有清热、利尿、醒脑调神、镇静除烦、健脾调经、清肝明目等作用。

从营养成分看，芹菜含蛋白质、脂肪、糖、钙、磷、铁、胡萝卜素、多种 B族维生素、维生素C等，长期以来既作食用，又作药用。

—— 适宜人群 ——

平素肝火偏旺、血压高、血脂高、失眠、头晕头痛的人群。

—— 食疗方 ——

1. 鲜芹菜250克，洗净，开水烫过，切碎打汁1杯，每日1服。
2. 芹菜250克，大枣10枚，煲汤，食枣饮汤。
3. 芹菜百合炒瘦肉。芹菜250克，鲜百合1个，瘦肉50克，炒食。

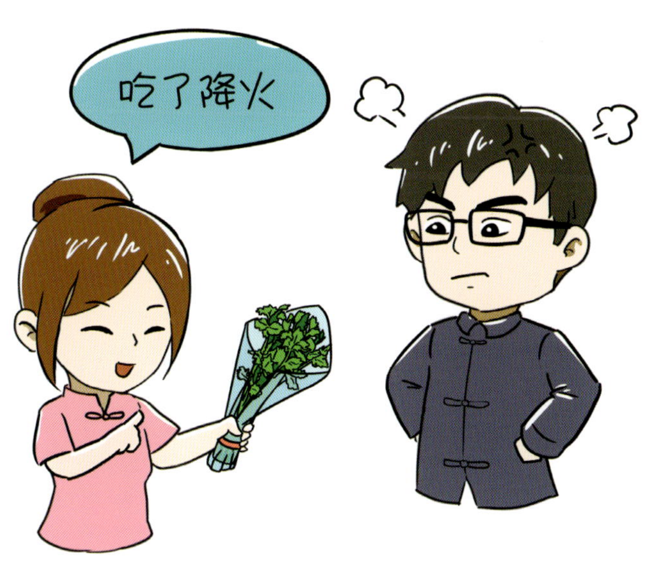

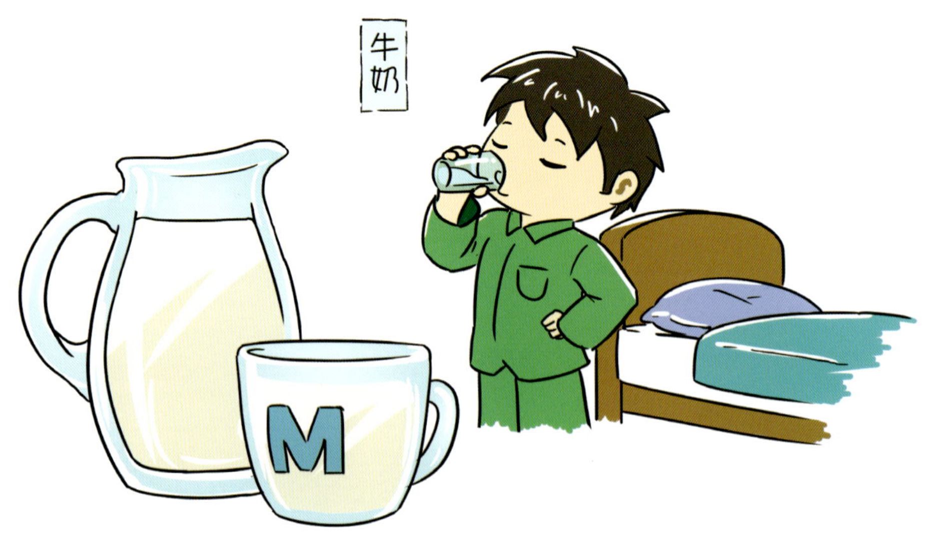

牛奶

牛奶味甘，性微寒，具有生津止渴、润肠通便、补虚健脾、镇静安神的作用，对口渴便秘、体虚、气血不足、脾胃不和的人群有补益作用。喝牛奶能促进睡眠安稳，泡牛奶浴可以治失眠。

从营养成分看，牛奶中含有碘、锌、镁、卵磷脂等，能提高大脑的工作效率，促进心脏和神经系统的耐疲劳性，还能润泽肌肤，经常饮用可使皮肤白皙、光滑、富有弹性；此外，牛奶还有消炎、消肿及缓和皮肤紧张的功效。

—— 适宜人群 ——

适宜普通人群。脾虚湿蕴，表现为纳呆、倦怠、便溏的人群不宜食用。

菠菜

菠菜是苋科菠菜属一年生草本植物，其味甘，性凉，能养血敛阴、润肠通便、清热安神。

从营养成分看，菠菜中含有丰富的胡萝卜素、维生素C、钙、磷、铁、维生素E、维生素K、芸香苷、辅酶Q10等有益成分，能促进人体新陈代谢，抗衰老，降低中风危险。

—— 适宜人群 ——

适宜普通人群。脾虚湿蕴，表现为纳呆、倦怠、便溏的人群不宜食用。

—— 食疗方 ——

1. 菠菜250克，开水烫熟，用香油调拌食用。
2. 菠菜炒猪红。

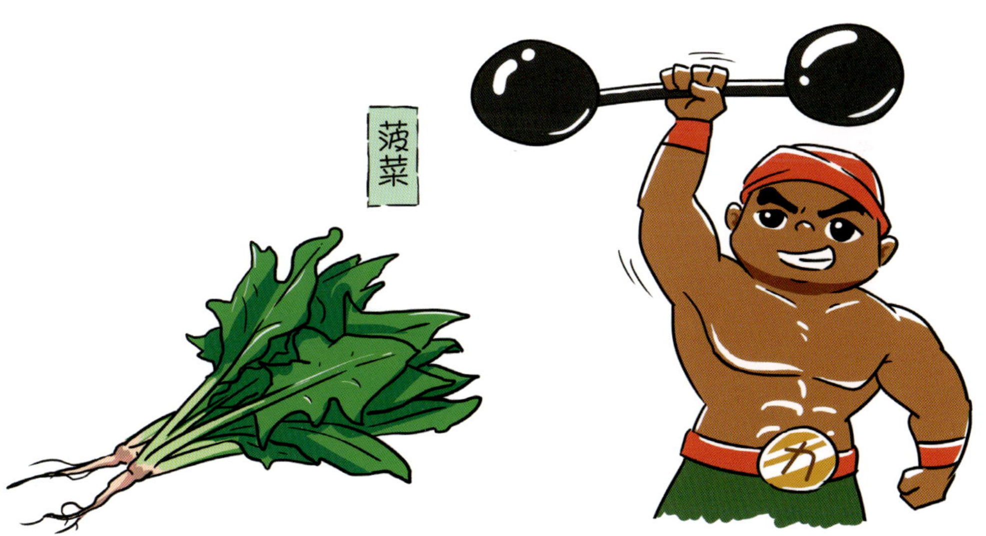

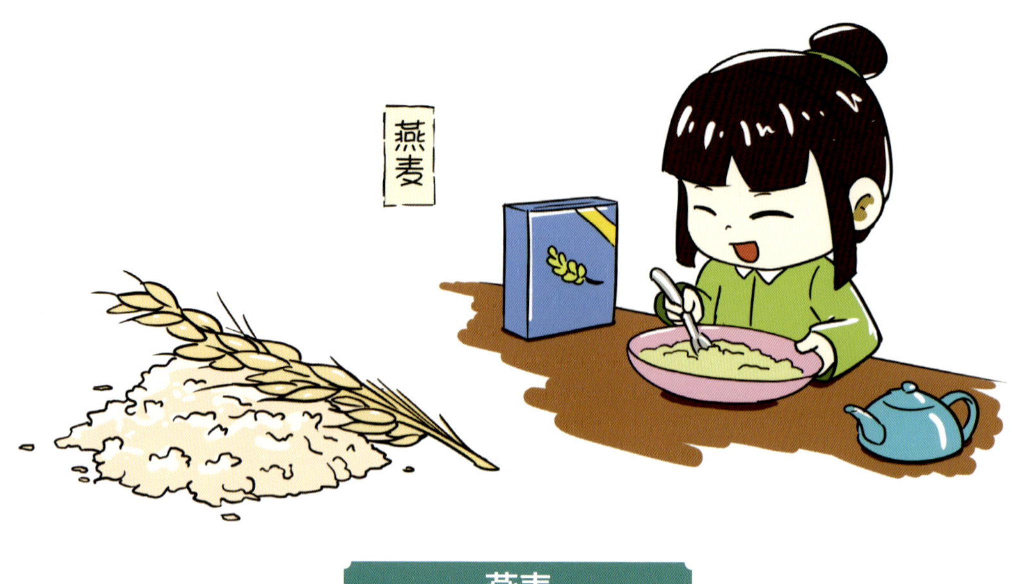

燕麦

燕麦，是禾本科植物，在《本草纲目》中被称为雀麦。其味甘，性平，能健脾益气、养胃润肠、补虚止汗。

从营养成分看，燕麦的蛋白含量高、脂肪含量低，还含有各种人体必需氨基酸、碳水化合物、磷、钙、铁、维生素B_1、维生素B_2、烟酸、维生素E、亚油酸等，是一种低糖、高营养、高能食物。燕麦中的色氨酸含量很高，可促进神经递质5-羟色胺的分泌，具有安神镇静、促进睡眠的作用。燕麦还有降低胆固醇、降血脂、软化毛细血管、通便、抗衰老、预防骨质疏松等作用。

适宜人群

失眠合并高血压、糖尿病、高血脂、肥胖、便秘的人群。

食疗方

1. 燕麦粥。
2. 牛奶麦片粥。牛奶250毫升，麦片20克，白糖5克，熬粥食。

葵花籽

葵花籽，是菊科向日葵属植物向日葵的果实。向日葵原产于北美洲，在明代后期传入我国，其味甘，性平，能补虚损、降血脂、抗癌。

从营养成分看，葵花籽富含脂肪，亚油酸含量达70%，还含有丰富的铁、锌、钾、镁等化学元素和维生素B_1、维生素E等，能降低胆固醇、预防贫血、安定情绪、治疗失眠、增强记忆力。

适宜人群

失眠合并癌症、高血压、高血脂、动脉硬化的人群。

食疗方

微炒去壳食用，每天10～15克。

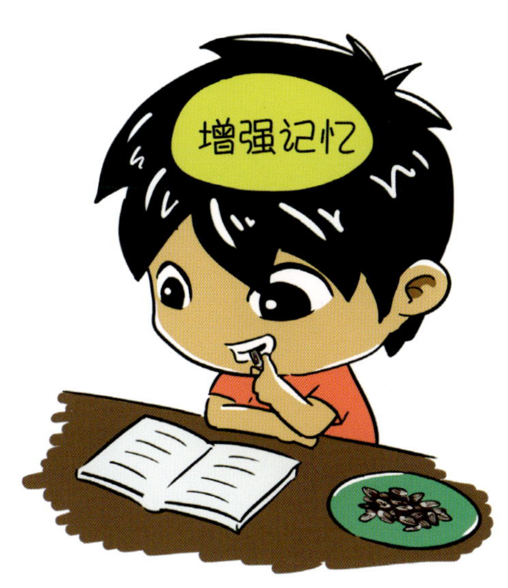

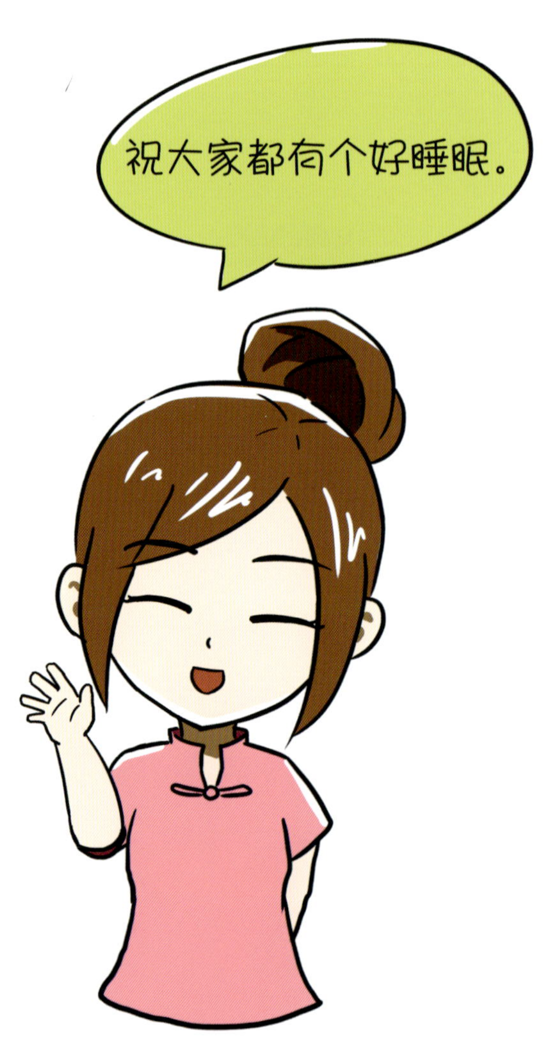
祝大家都有个好睡眠。